自己学中医

周宇/主编

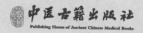
中医古籍出版社
Publishing House of Ancient Chinese Medical Books

图书在版编目（CIP）数据

自己学中医 / 周宇主编. -- 北京 : 中医古籍出版社, 2021.6

ISBN 978-7-5152-2250-9

Ⅰ.①自… Ⅱ.①周… Ⅲ.①中医学—基本知识 Ⅳ.①R2

中国版本图书馆CIP数据核字(2021)第073650号

自己学中医

主编　周宇

策划编辑	姚强	
责任编辑	张凤霞	
封面设计	李荣	
出版发行	中医古籍出版社	
社　　址	北京东直门内南小街 16 号（100700）	
电　　话	010-64089446（总编室）010-64002949（发行部）	
网　　址	www.zhongyiguji.com.cn	
印　　刷	天津海德伟业印务有限公司	
开　　本	880mm×1230mm　1/16	
印　　张	16	
字　　数	230 千字	
版　　次	2021 年 6 月第 1 版　2021 年 6 月第 1 次印刷	
书　　号	ISBN 978-7-5152-2250-9	
定　　价	69.00 元	

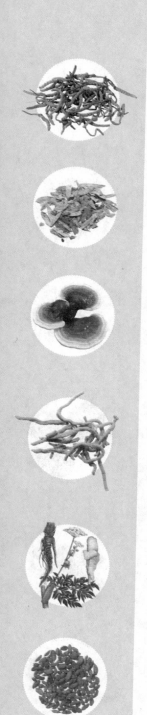

　　中医是中国传统医学的重要组成部分，历经数千年的应用而不朽。随着现代临床医学的发展，中医的各种效用越来越多地被证实，人们对中药的认识和关注度也在大大提高，中药逐渐深入普通百姓的日常生活，除了被用于对症治病，还常被用到餐桌上，煲汤、煮粥、泡茶、泡酒……

　　无论是养生，还是治病，选用中药最关键的一点是要辨证施治，只有用对中药，才能增强体质、提高免疫力、改善亚健康，起到防治疾病和养生保健的功效。那么，怎样才能辨证用药呢？这就需要我们掌握药物的四气五味、归经、升降浮沉、配伍、禁忌，懂得常见中药的功能、主治，懂得如何对症选择中药，懂得如何将中药加入药膳、药粥中去治疗一些小病小痛，增强体质，提高身体免疫力。

　　生活中学一点中医，懂一些中药药理和基本常识并不难。本书将生活中常见的数百种中药药材按照各自不同的功效分为补气药、补血药、补阳药、滋阴药、解表发散药、清

热药、活血化瘀药、理气行气药、止血药、
收涩药、安神药、利水消肿药、化痰止咳药、
消食化积药、祛暑药、泻下药、平肝息风药、
祛风寒湿药、驱虫药等，用通俗易懂的语言
深入浅出地介绍了每味中药的性味归经、功
效主治、用法用量、保健药膳、现代研究、
选购要点、贮藏方法等，还介绍了中药的起
源、性能、配伍、炮制、禁忌，不同体质和
不同时节中药养生宜忌等。

　　懂得随季节变化用中药调剂饮食，能够运
用药膳为家人治疗或预防常见病和较轻的外科
创伤，这些对于普通百姓来说，是至关重要
的。生活中，多识得一些中草药，认识中药的
功效和用法，不仅在生病的时候能灵活运用中
草药治病疗疾，在平常还可以起到良好的保健
作用，远离疾病的干扰。

　　本书图文并茂，深入浅出地讲解了中医
和中药知识和运用，每个读者都可以一看就
懂，一学就会，一用就灵。深奥中医简单学，
学以致用，帮助读者从生活细节开始，治病
防病，延年益寿。

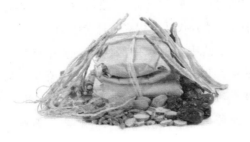
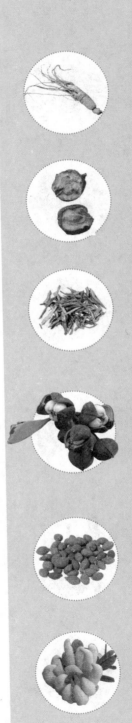

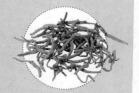
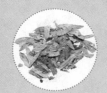
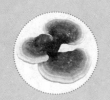
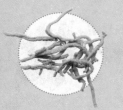
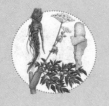
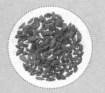

目录

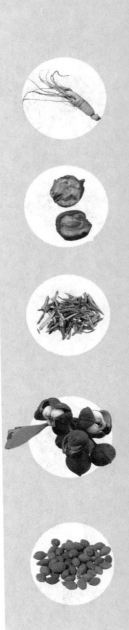

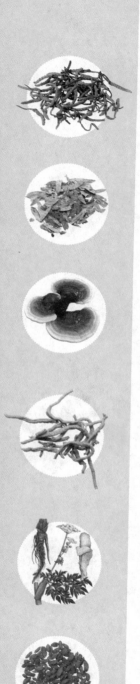

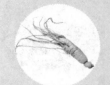

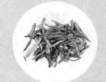
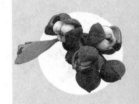
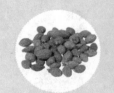
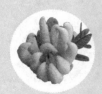

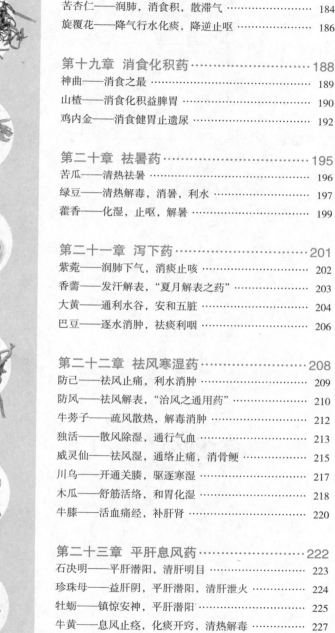

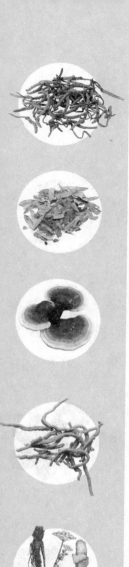

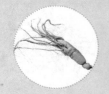

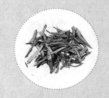

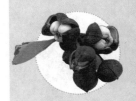

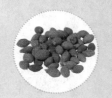

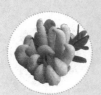

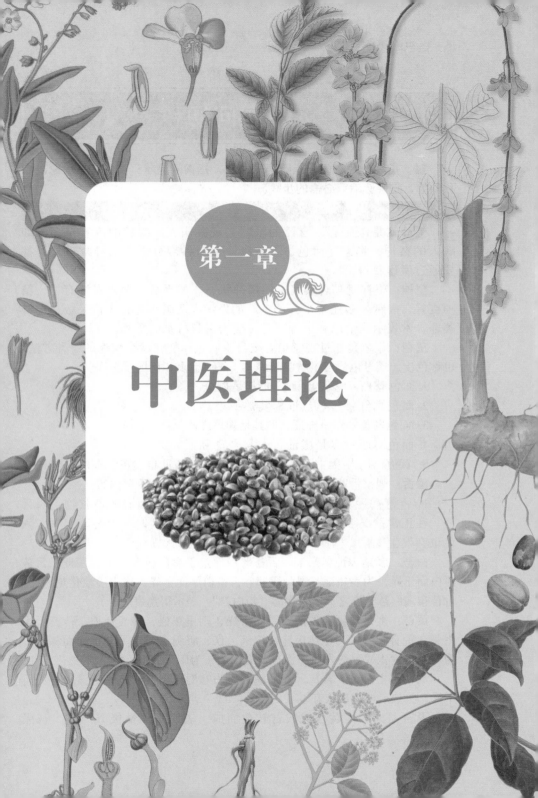

第一章

中医理论

望闻问切

望，指观气色；闻，指听声息；问，指询问症状；切，指摸脉象。合称四诊，是中医治疗必需的步骤。

望　诊

望诊就是医生利用自己的眼睛去观察病人。望诊的内容很多，如病人的精神、形态、面色、舌苔以及全身各部分出现的异常现象，都要通过望诊获得。

望神： 望神就是观察病人的精神状态。如果病人两眼灵活有神，精神良好，表示疾病还不十分严重。如果病人两眼无光，表情呆板，精神萎靡，常表示病情已经十分严重，应当引起特别的重视。

望色： 望色是通过观察患者全身皮肤色泽变化诊察疾病的一种方法，也称色诊，通过色诊可了解脏腑虚实、气血盛衰和病情严重程度。

1. 面色苍白：多是虚证，尤其是血虚。

2. 面色潮红：多是热证，实热或虚热。

3. 面色发黄：多是虚证，尤其是脾胃虚。

4. 面色晦暗：多是虚证，尤其是肾亏。

5. 黄疸：病人眼白发黄，严重的甚至全身皮肤也发黄，多是湿热。

望舌： 观察舌苔和舌质的变化，这是中医诊病的重要内容。

1. 舌苔：舌苔是正常人的舌背上有一层薄白而润的苔状物，叫舌苔。在正常情况下，舌苔较薄，呈现白色。当患病时，舌苔就变厚，颜色也会发生变化。因此，可以通过观察舌苔来诊断病情。

白苔：多是表证、寒证。舌苔薄白而过于润滑，多见于表寒证。舌苔薄白而干燥，为表热证或感受燥邪。舌苔白厚而干燥，代表湿浊化热伤津。舌苔布满白苔，摸之不燥，称为"粉白苔"，表示得瘟疫病。

黄苔：多是热证。苔薄黄厚而干燥，则里热盛，津液受损。苔黄干燥生刺，舌有裂纹，为里热极盛，津液大伤，脏腑大热。舌苔黄厚而腻，多为痰热、食积或湿热内蕴。舌苔黄滑而润，为阳虚表现。

灰苔：主里证。苔灰薄而润滑，多为寒湿内阻，或痰饮内停。苔灰而干燥，为热病或阴虚火旺。

黑苔：大多由黄苔或灰苔转化而成，表明了病情极其严重。苔黑而干燥，为热盛津亏。舌尖苔黑而干燥，为心火盛。苔黑而润滑，为阳虚阴寒极盛。

2. 舌质：正常人的舌质淡红色，湿润，转动灵活，能自由伸出口外。

（1）舌淡：舌质的颜色比正常人淡，是虚证，多见于血虚和阳虚。

（2）舌红：舌质的颜色比正常人红，是热证或阴虚。舌红而无苔是阴虚，深红者多是热盛伤阴，舌红而苔黄是有实热。

（3）舌红起刺：多是热证。

（4）舌紫：舌紫色，或有紫斑，多是血瘀。

（5）舌头强硬：多见于肝风。

（6）舌头干燥：多是热盛伤阴。

闻 诊

闻诊是从病人发生的各种声音，从声音的高低、缓急、强弱、清浊而获知病性的方法。

1. 声音高亢：是正气未虚，属于热证、实证。

2. 语声重浊：多是外感风寒，肺气不宣，气郁津凝，湿阻肺系会厌，声带变厚，以致声音重浊。

3. 声音嘶哑：新病暴哑，为风寒束表，肺系会厌受其寒侵，经隧收引，津凝会厌，以致不能发音。若久病、重病突然声哑，则是比较危险的症状。

4. 声低息短，少气懒言：是中气虚损的症状。病人经常神志不清，语无伦次，也是急性热病的症状。

5. 咳声高低缓急，可辨寒热虚实：咳声清高、无疾、舌红、乏津，是燥热犯肺或水不涵木、木火刑金。咳声重浊、痰多清稀是外感风寒、内停水饮或少阴阳虚、水饮内停。咳声急迫、连声不止是寒邪束表、气道挛急所致。吐出痰液其咳即止，是疾阻气道之征。

6. 呃逆：俗称打嗝。如果打嗝不止，是肺气不宣、脾气不运、肝气不舒的表现。

问 诊

问诊应当直接问病人；如果病人是幼儿或者已经昏迷，则应当对了解病人病情的人进行询问。

问诊的内容，首先要问清楚病人的主要症状以及这些症状出现的时间和发展变化过程，还要问清病人的病史，特别应当问清以下这些问题。

寒热：初起发热、怕冷是表证；发热、不怕冷而出现出汗、口渴是里证。经常怕冷而无发热是阳虚，经常面部发红、有低热、掌心热是阴虚。

汗： 发热不高、怕风、有汗是表邪较轻，发热、怕冷、无汗是表邪较重。不发热而出汗叫自汗，是阳虚；睡着后出汗叫盗汗，是阴虚。

饮食口味： 喜欢热的饮食，多是寒证；喜欢冷的饮食，多是热证。口苦，多是肝有热。口淡、口甜、口腻，多是有湿。

大小便： 大便秘结、干燥难解，多是实证、热证；大便稀薄有不消化食物，多是虚证、寒证。小便短少黄赤，多是实证、热证；小便清长色白，多是虚证、寒证。

月经： 对于女性病人，应当注意询问月经。月经提前、量多、色鲜红，多是热证；月经延期、色暗紫，多是寒证；月经延期、色淡，多是血虚；月经量少有块，经前腹痛，多是血瘀。

切 诊

切就是摸和按的意思，切诊也就是按脉和摸体表。切脉是中医诊断疾病的方法之一，对于诊断疾病起到了重要的作用。

切脉的方法： 病人取坐位或仰卧位，手掌向上平放，医生以示指、中指和无名指顺序放在病人腕部桡动脉上，按察脉搏跳动情况。切脉前应该先让病人休息一会儿，这样切脉才能准确。

脉象： 正常人的脉搏，一呼一吸之间 4 ~ 5 次，每分钟 60 ~ 80 次，因为古代没有钟表，所以医生以自己的呼吸来计数病人的脉搏。正常时，脉搏比较平稳，如果患病时，脉搏会变化，常见的脉象有以下十种。

1. 浮脉：脉搏呈现部位浅，轻取即得，这种脉多属表证。

2. 沉脉：轻按不明显，重按才感到，这种脉多属里证。

3. 迟脉：脉搏慢，一呼一吸之间 2 ~ 3 次，这种脉多属寒证。

4. 数脉：脉搏快，一呼一吸之间 7 ~ 8 次，这种脉多属热证。

5. 弦脉：脉搏硬而有力，好像按在拉紧的弓弦上，这种脉多属肝胆病证或寒证。

6. 滑脉：脉搏流利，像珠子滑过去一样，这种脉多属有痰。孕妇怀孕时也会出现这种脉。

7. 濡脉：脉浮而较软、较细，这种脉多属有湿。

8. 细脉：脉来细小如线，这种脉多属虚证。

9. 洪脉：脉来如波涛汹涌，多属热证。

10. 结代脉：脉律不齐，动而中止，多属心病。

摸体表

1. 摸皮肤：皮肤灼热，多是实证、热证；皮肤冷而汗多，多是虚证、寒证。

2. 摸手脚：手脚冷，多是虚证、寒证。

3. 摸腹部：腹部胀痛，以手按压下去更痛而抗拒，多是实证；按压反觉舒服，多是虚证。

辨证施治

医生了解了病人的病情后，用中医的基本理论，对病情进行分析、推理、判断、综合，从而得出疾病的原因、部位、性质、深浅的结论，并决定治疗的方法过程，叫作辨证施治。

辨证施治的注意要点

辨别疾病的部位：疾病总是发生在人体的某一部位，如在气、在血或在某一脏腑。一定部位的疾病也都表现出一定的证候。脏腑气血的辨证，就是通过分析证候，辨别疾病在人体哪一部位。例如，肺病有咳嗽、咳痰、咯血等症。

辨别疾病的性质：古代医学中常用表里、寒热、虚实、阴阳等名词来概括疾病的不同性质，称为"八纲辨证"。

八纲中的表里是指疾病部位的深浅，虚实是指邪正盛衰，寒热是指疾病的属性，阴阳是指疾病的类别。八纲辨证必须通过"病邪辨证"与"脏腑气血辨证"后才能对疾病做出恰当的判断。

辨别疾病的"病邪"：一切破坏人体正常功能，引起疾病的因素，不管是从体外侵入的还是体内生成的，都叫作"病邪"。风、寒、湿、痰、热、暑、燥、虫等，都是病邪。每种病邪都能致病，并且都有一定的证候。例如，湿邪致病有胸闷、胃口不好、口中淡腻、舌苔腻等证候。

辨别热性病：所谓热性病是指由外邪引起的，以发热为主要证候的一类疾病。热性病的辨证，就是通过证候分析，了解它的发生、发展过程，掌握热性病的一般规律和相应的治疗方法。

八纲辨证施治

虚实：虚实的概念是在中医学中"邪正"理论的基础上形成的。凡是正气不足，抗病力弱的，都称为虚证。病邪炽盛，人体抗病力强的，称为实证。治疗方法，实证以祛邪为主，虚证以扶正为主。如发表、攻下、祛风、散寒、化湿、清热、行气、消瘀、化痰、逐水、消食、驱虫等方法，都应用于实证；如益气、补血、养阴以及健脾、补肾等方法，都应用于虚证。

虚证的症状：神疲乏力，自汗，盗汗，心悸，耳鸣，声音低微，气短，面色无光，久泄，食物不化，腰酸遗精等。脉象细小无力，舌质淡或红，少苔。

实证的症状：腹胀胸满，喘逆气粗，胁腹痞块，疼痛拒按，大便秘结或腹痛下痢，小便不通等。脉象弦实有力，舌苔厚腻。

寒热：寒证多为人体功能衰退的证候；热证多为人体功能亢盛的证候。热证的治疗用清热、凉血、泻火、解毒等方法，寒证的治疗用回阳、温中、散寒等方法。

寒证的症状：面色苍白，恶寒，蜷卧，脘腹疼痛，大便稀薄，小便清长，四肢不温等。脉沉细或迟或弦紧，舌苔白润。

热证的症状：面红，目赤，身热不恶寒，烦躁，口干喜饮，大便秘结，小便黄赤等。脉数有力，舌质红，苔黄腻干燥。

表里：凡病在人体的肌肤、经络的，都属于表证的范围；病在脏腑的，都属于里证的范围。表证用发汗、解表、疏通经络等方法，里证治法在"病邪辨证"与"脏腑气血辨证"中介绍。

表证的症状：怕冷，发热，头痛，身痛，鼻塞，四肢关节酸痛等。脉象浮，舌苔薄白。

里证的症状：发热，烦躁，口渴，胸闷呕吐，胁痛腹痛，便秘或泄泻等。脉滑数或沉弦，舌苔腻。

表证	里证	半表半里证
发热恶寒并见	只热不寒或只寒不热	寒热往来
全身疼痛，鼻塞、喷嚏	咳嗽，心悸，呕吐，腹泻	胸胁苦满
舌变化不明显	舌变化明显	舌变化不明显
多见浮脉	多见浮脉	多见弦脉

阴阳：阳证，即一般所称的热证，以及外科疮疡，局部红肿热痛，脓液稠厚发臭等，偏实的较多。

阴证，即一般所称的寒证，以及外科疮疡，局部不红、不热、不痛，脓液稀薄等，偏虚的较多。阳证和阴证的治疗方法分别与寒证和热证相同。

阴阳还有另一个含义，是指机体内脏功能活动和各种体液。一般以气称为阳，精、血、津液称为阴。如肾阳不足、肾阴亏损、脾阳不振、胃阴虚耗等，都表示着内脏功能活动减退和体液虚亏的情况。

在诊断疾病时，要运用八纲辨证，结合病因进行全面分析。如表证又有表虚、表实、表寒、表热之分，里证又有里寒、里热、里虚、里实之别，寒有虚寒和实寒，热有实热和虚热等。

只有进行辨证分析，才能得出正确的诊断方法。八纲的具体运用，必须同病邪辨证与脏腑气血辨证以及热性病的辨证等密切结合起来。例如：要确诊一个疾病的虚实时，实，必须分析是属于风、火、痰、瘀、湿、滞等哪一种病邪，它发生在哪一个脏腑；虚，要分析是属于气虚、血虚、阴虚、阳虚、脾虚、肾虚等哪一类虚证。这样才能使八纲辨证具体化，达到辨证施治的目的。

病邪的辨证施治

风 证

外风：①风邪侵袭肌表，出现表证，见"八纲辨证施治"和"热性病的辨证施治"表证条。②风邪侵入经络，常常与湿邪、寒邪一起侵入经络，并可化热。

主要证候：关节疼痛。若偏风，则疼痛游走不固定。若偏寒，则疼痛比较固定，肌肤麻木，活动不便。若化热，则局部出现红肿，发热、口渴，脉数。

治疗方法：祛风通络，化湿散寒。偏风者以祛风为主，用羌活、防风、秦艽、桑枝、当归、络石藤等；偏寒者以散寒为主，用羌活、桂枝、川乌、草乌、延胡索等；偏湿者以化湿为主，用苍术、白芷、五加皮、稀莶草、米仁、木瓜等。化热则以祛风利湿为主，用忍冬藤、羌活、黄柏、桑枝、防己、米仁等。

内风：①肝风详见肝病。②热极生风。

主要证候：头痛、发热、神志不清、手指蠕动，甚至出现抽搐。舌苔黄质红，脉数。

治疗方法：清热凉血，息风镇痉，用金银花、生地、大青叶、紫草、钩藤、全蝎、地龙、蜈蚣等。

血虚风热：主要证候：皮肤瘙痒、干燥粗糙、脱屑。

治疗方法：养血祛风，用当归、鸡血藤、生地、蝉衣、芫蔚子、荆芥等。

温 证

脾胃湿热：主要证候：胸闷腹胀，不思饮食，口唇干燥，肢体倦怠，黄疸色泽鲜明，腹泻或便秘，小便黄赤。舌苔黄腻，脉濡数。

治疗方法：清热化湿，用苍术、半夏、黄柏、黄芩、金钱草、茵陈、海金沙等。

湿困脾胃：主要证候：胸闷腹胀，口中淡腻，胃口不好，恶心呕吐，四肢无力，大便稀薄。舌苔白腻，脉濡。

治疗方法：化湿健脾，用藿香、厚朴、半夏、苍术、茯苓、佩兰、扁豆等。

水湿泛滥：主要证候：面色苍白，神疲乏力，面部和肢体出现浮肿，小便少。舌苔腻，脉濡。

治疗方法：利湿健脾，用冬瓜皮、泽泻、黄芪、车前子、茯苓、猪苓、白术等。

肝胆湿热：主要证候：胁痛，目赤，口苦，小便赤热，黄疸。舌苔黄腻，脉数。

治疗方法：泻肝火，利湿热，用柴胡、龙胆草、黄芩、山栀、泽泻、车前子、木通等。

膀胱湿热：主要证候：小便频繁，色赤，量少，尿道灼痛，排尿不畅，下腹胀痛。

治疗方法：清热利湿，用金钱草、木通、黄柏、车前子、海金沙、滑石等。

痰 证

咳痰（详见肺病证候）：

痰蒙心窍：主要证候：喜怒无常，神志不清，胡言乱语。如果出现面红，口渴，大便秘结，小便黄，舌苔黄，则属痰火。

治疗方法：化痰开窍，用陈皮、远志、半夏、菖蒲、郁金、胆星等。属痰火者加用黄芩、竹沥、白矾等。

风痰：主要证候：恶心呕吐，神志不清，口吐白沫，甚至出现四肢抽搐或突然跌倒，脉弦滑。

治疗方法：化痰平肝息风，用陈皮、半夏、远志、白蒺藜、钩藤、珍珠母、全蝎、地龙等。

暑 证

暑湿：主要证候：腹部发胀，四肢无力，口苦，饮食减少，有时会出现低热和大便稀薄。舌苔腻，脉濡软。

治疗方法：清暑化湿，用厚朴、藿香、佩兰、制半夏、扁豆等。

暑热：主要证候：身体发热，口干，心情烦躁，多尿，无汗或少汗。舌苔薄黄，脉数。通常情况下，小儿容易得暑热。

治疗方法：解暑清热，用鲜藿香、薄荷、六一散、青蒿、香薷、金银花、西瓜皮等。

中暑：主要证候：胸闷，恶心呕吐，发热，无汗；头晕，甚至出现神志不清。舌干，脉数无力。

治疗方法：清热生津，用连翘、银花、香薷、芦根、麦冬、知母、生石膏等。

燥 证

外燥（多发于秋季，又称为秋燥）：

主要证候：发热，口渴，鼻干，唇燥，咽痛，干咳，甚至出现痰中带血，胸痛。舌尖红，脉浮数。

治疗方法：清肺润燥，用玉竹、麦冬、桑叶、茅根、沙参、花粉、芦根等。

内燥（多指阴液枯燥）：

主要证候：面色无光，四肢无力，咽干舌燥，毛发无光泽，大便秘结，妇女月经稀少。

治疗方法：增液润燥，用元参、麦冬、生地、黄精、石斛、麻仁、当归等。

食 积

主要证候：不思饮食，恶心呕吐，嗳气，呕吐物多腐臭，大便秘结或腹泻。舌苔厚、黄腻。

治疗方法：消导健胃，用山楂、鸡内金、枳实、槟榔、白术等。

虫 证

这里仅指寄生在肠内的，包括蛔虫、绦虫、钩虫、蛲虫等。

主要证候：腹痛，面色萎黄，胃口不好，食性怪僻，逐渐消瘦，面部出现白斑，肛门痒，大便时可排出虫。通常蛔虫会引起腹痛，绦虫引起恶心呕吐，钩虫引起面色萎黄，蛲虫引起夜间肛门痒。

治疗方法：驱虫。用使君子、雷丸、槟榔、苦楝根皮、乌梅、百部、南瓜子、贯众等。

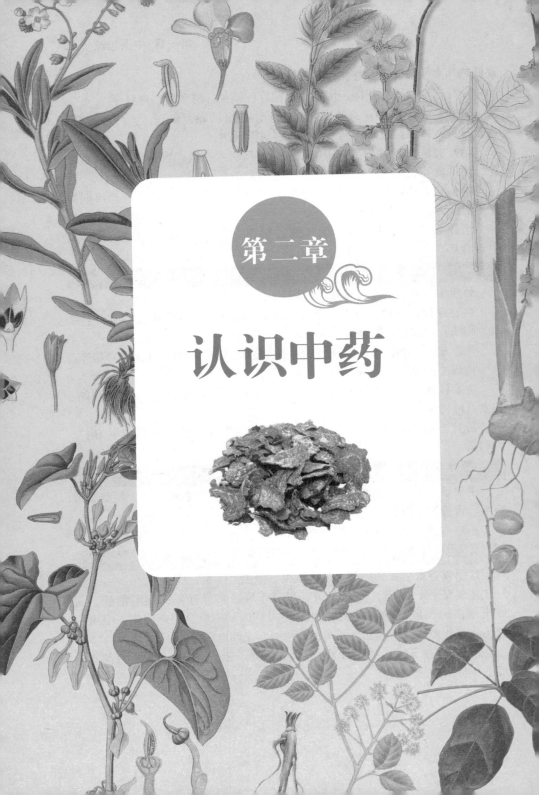

第二章

认识中药

中草药的分类

中药材不仅品种繁多，而且来源广泛，性状功效各异。从《神农本草经》的365种，至现代《中华本草》的9551种（包括备考药），中药的种类增加了20多倍。汉代郑玄注"五药，草、木、虫、石、谷也"，可以认为是最早的药物分类法。随着本草学的产生和发展，中药的分类亦不断充实、改进，日臻完善，逐渐形成了以下几种分类方法。

三品分类法

这是本草学中最早的中药分类法，《神农本草经》载，"上药养命，中药养性，下药治病"，此分类法主要依据药物的作用和毒性进行分类。

有补益作用、无毒性、具有补虚养命功效，可以久服的120种药物被列为上品。如人参、甘草、地黄、山茱萸、芒硝、牛黄、黄芪、肉苁蓉、阿胶、石斛等。

能治病补虚，有毒或无毒，具有补虚治病功效，当斟酌使用的120种药物被列为中品，如苦参、槟榔、干姜、雄黄、麻黄、当归、芍药、吴茱萸、厚朴、鳖甲等。

祛病治病，多有毒性，不可久服的125种药物被列为下品，如苦杏仁、连翘、附子、半夏、大黄、钩藤、甘遂、狼毒、巴豆、蜈蚣等。

这种分类法有助于区别药物功效、毒性的一般特性，但过于粗略，既不便于查阅，也不符合临床实际需要，故后世不用此法。

自然属性分类法

《本草纲目》在三品分类法的基础上又将中草药分为水、火、土、金石、草、谷、菜、果、木、服器、虫、鳞、介、禽、兽、人等16部62类，16部为纲，62类为目，其分部类的原则为"从微至巨，从贱至贵"。

属水部的有：泉水、露水、夏冰等。

属火部的有：炭火、艾火、针火等。

属土部的有：白垩、黄土、胡燕巢土、土蜂窝等。

属金石部的有：银、自然铜、铜青、铅、粉锡等。

属草部的有：甘草、黄芪、人参、桔梗、肉苁蓉等。

属谷类的有：胡麻、大麻、小麦、大麦、荞麦、粱等。

属菜类的有：韭、葱、薤、蒜、葫、莱菔等。

属果类的有：李、杏、梅、桃、吴芋、梨、木瓜等。

属木类的有：柏、丁香、松、杉、桂、木兰、辛夷、樟等。

属服器类的有：帛、布、绵等。

属虫类的有：蜜蜂、艺翁、虫白蜡、蚕、斑蝥、地胆等。

属鳞类的有：龙、吊、鳄鱼、鲮鲤、石龙子、守宫、蛤蚧等。

属介类的有：水龟、玳瑁、鳖、蟹、牡蛎、蚌、珍珠等。

属禽类的有：鹤、鹅、凫、鸡、鸽、雉、雀、伏翼等。

属兽类的有：豕、狗、牛、阿胶、驼、牛黄、鲊答、鹿、麋等。

属人类的有：人中黄、人尿、乱发、溺白沂、秋石、人胞。

此种分类方法的优点是对药物来源、属性、药用部位等一目了然，调理清晰，便于查阅。但没有反映出药物之间功能主治的相关性，不便于临床应用者学习掌握。

功效分类法

功效分类法即依据药物的功效、应用进行分类的一种方法，《神农本草经》最早采用了功效分类法，目前全国高等医药院校教材将所列药物分为解表药、清热药、补虚药、化瘀药、泻下药、祛风湿药等 20 类。

脏腑经络分类法

即依据药物作用于某脏腑或经络进行分类的一种方法。采用这种分类法的本草著作较少，《本草害利》采用脏腑经络分类法，分别列述了药物的利害与修治。

药理作用分类法

即依据中药的现代药理作用来分类的一种方法。此类分法是将中药分为解热、镇痛、抗风湿、麻醉、镇静催眠、抗惊厥、补益、利尿药，主要用于心血管、消化、呼吸、内分泌、血液及造血系统、子宫用药等共 18 种。

此种方法与西药分类方法相类似，便于西医学者掌握与应用。但是，目前中药现代药理作用的研究成果有限，结论尚不完全成熟，而且大多数常用中药的现代化药理作用均复杂而广泛，此种归类有待进一步提高。

化学成分分类法

即依据中药的主要化学成分或药效成分进行分类的一种方法。按此种方法分类的中药多见于现代中药化学成分分析、鉴定、制剂有关的书籍。此方法将中药按照含糖类、苷、木脂素、甾体、挥发油、脂类、生物碱、鞣质及多元酚、氨基酸（等）、有机酸、无机化合物、其他成分等共分成12类。

中草药的产地

　　植物类和动物类中药材的产地分布与其产量、质量有密切关系，即使是生长分布较广的药材，也由于自然条件的不同，各地所产的质和量也不一样。因此，自古以来医家非常重视中药的"道地药材"。

　　所谓道地药材，是指某一特定产区出产的质量优秀、疗效显著、历史悠久的药材。中药的处方名称中有许多前面加有产地的名称，如潞党参、怀地黄、川黄连、川贝母、广陈皮、辽细辛等，即是强调产地对药材质量的重要性。现将各地所产道地药材举例如下：

　　四川：川连、川芎、川乌、附子、川续断、川朴、川牛膝、川楝子、川贝母、杜仲等。

　　浙江：杭白芍、杭菊龙、象贝母、杭白芷、台乌药、于白术、延胡索、山茱萸等。

　　河南：怀地黄、怀牛膝、怀山药、怀菊花、禹白附、天南星等。

　　广东：砂仁、广陈皮、广藿香、高良姜、草豆蔻等。

　　东北：人参、细辛，五味子等。

　　其他如云南的三七、茯苓，山东的阿胶、北沙参，宁夏的枸杞，甘肃的当归，山西的党参等，历来就是道地药材。

中草药的四性五味

中草药的四性

　　四性，又称"四气"，是指药物效果所反映出来的寒、热、温、凉四种作用特性。

　　食物有酸、苦、甘、辛、咸五味，但也有寒热之性。同样，药物也有各自的性味，从而具有各自不同的治疗作用。所以，在使用药物之前，应先了解各种药材的性味，然后针对自己的体质来选择药材，这样才能使药材真正发挥作用，达到预期效果。

中医认为，四性的寒凉与温热，从阴阳来分，属于两类不同的性质，寒凉为阴，温热属阳，二者作用相反。而温与热，寒与凉之间具有共性；温次于热，凉次于寒，在本草著作中，对于某些药物，还标以大热、大寒、微温、微寒等，是为了区别药物在共性之中的程度差异。除了寒、热、温、凉外，还有一种"平性"药物。平性的含义是指药性平和，作用和缓，寒热之性不甚明显，或微有偏温、偏凉，平性也与大热、大寒等相同，都是属于"四性"中程度上的差异，故医家仍称"四性"而不称"五性"。

"四性"的寒、热、温、凉是从药物作用于机体后所发生的反应概括出来的，是与所治疾病的寒热性质相对而言：能够减轻或消除热证的药物，属于寒性或凉性，如对于发热、口渴、咽痛等热证有清解作用的连翘、黄芩、板蓝根就属于寒凉性。反之，能够减轻或消除寒证的药物，属于温性或热性，如对腹中冷痛、脉沉无力等寒证有温散作用的附子和干姜等，就属于温热性。具体分析如表格所示：

药性	作用	药品名称
温热性	具有散寒、温里、化湿、行气、补阳等作用，主要用于寒证或功能减退的疾病	肉苁蓉、杜仲、干姜、当归、何首乌、地黄、大枣、桂圆肉、鹿茸、海马
寒凉性	具有清热、泻火、解毒、凉血、养阴或补阴等作用，主要用于热证或功能亢进的疾病	决明子、紫草、桑叶、葛根、金银花、绿豆、栀子、蒲公英、板蓝根
平性	多为滋补药，常用于体质衰弱或寒凉和温热性质中药所不适应者	冬虫夏草、党参、太子参、灵芝、蛤蚧、蜂蜜、阿胶、甘草、枸杞子

四性的临床意义

中医理论体系将疾病分为寒、热两大类别，药物亦相应分为寒、热二性，这样的分类有利于临床的使用。知晓中药寒、热、温、凉的特性，才能够具体应用到疾病所影响的人体阴阳盛衰或寒热变化。具体说来，温性和热性的药物一般具有发散风寒、温里散寒、补火助阳、温经通络、回阳救逆等作用；而寒性和凉性的药物则有疏散风热、清热泻火、凉血解毒等作用。

中药的四气，除了治疗作用之外，用之不当亦会产生不良反应，寒凉性易伤阳助寒．温热性易伤阴助火。在使用前应先对身体准确辨证，做到恰当使用。

四性的使用原则

《黄帝内经·素问·至真要大论》说："寒者热之，热者寒之。"《神农本草经·序例》说："疗寒以热药，疗热以寒药。"这是中医治疗疾病的基本法则，也是中药四气的使用原则，即根据病证的寒热性质，选用性质相反的药物。因此，运用中药前必须掌握寒、热、温、凉四性，才能针对病情的寒热阴阳准确地选用寒凉药或温热药进行治疗。反之，如果以热性药治热性病，寒性药治寒性病，势必会加重病情，造成不良后果。

中草药的五味

常说的中草药的五味主要是指辛、甘、酸、苦、咸，是与五行、五脏相配属的主要药味。除此之外，还有淡味和涩味。本草著作中所记载的药味，其含义有二：一是反映了部分药物的真实滋味，是通过口尝而得来的感性认识，与实际滋味相符。如甘草的甘味、桃仁的苦味、五味子的酸味、鱼腥草的辛味、硝的咸味。二是代表着药物的某种作用，是在大量临床经验中发现某些药的功效不能用口尝之味来解释，为了便于学习与掌握，即以其实际功效反推其"味"。如葛根、石膏均能透热解肌，即云其辛，实际口尝并无辛味；罂粟壳、禹余粮均能涩肠止泻，即云其涩，口尝并无涩味。

由于药味有上述两种含义，所以药味与实际所尝味道往往并不完全相符。

五味的作用

《黄帝内经》最早归纳了五味的基本作用，辛散、酸收、甘缓、苦坚、咸软，同时还论述了过食、偏嗜五味对五脏系统的损害，故又提出了"五禁"等告诫。到清代汪昂《本草备要·药性总义》中概括为："凡药酸者能涩能收，苦者能下能软坚，淡者能利窍能渗泄，这些论述对于指导临床用药具有一定的实际意义。综合前人的论述和用药经验，后世对五味的作用作了进一步补充发挥，分述如下。"

辛：能散、能行，有发散、行气、行血等作用。

辛散，是指辛味有发散表邪的作用，表邪即指侵犯人体肌表的六淫之邪，《灵枢·五味论》把辛味药物解表的机制解释为"辛入而与汗皆出"，意为辛味发散表邪之性，主要由发汗的方式来完成。

甘：能补、能缓、能和，具有补益、缓急止痛、调和药性、和中的作用。

甘补，指甘味药具有补益作用，补益人体的气血阴阳，或扶助人体正气，振奋脏腑功能。

酸：能收、能涩，即有收敛固涩作用。

酸味药具有收敛固涩的作用，具体体现为止泻、敛汗、涩精、缩尿、止带、止血、收敛等制止人体阴液滑脱的效果，以及敛肺气而止咳嗽、收敛心神而安神的作用。

苦：能泄、能燥、能坚，有泄下、燥湿、坚阴的作用。

苦泄的含义有三，即通泄、降泄和清泄，善于治疗热结便秘之证，具有通泄功效。

苦燥。即燥除湿邪，治疗水湿之证。由于湿证有寒湿、湿热的不同，故苦味药亦相应地分为苦寒燥湿和苦温燥湿两类。

苦坚。"苦坚"之说，出自《素问·藏气法时论》："肾欲坚，急食苦以坚之。""苦坚"之药实际用于肾阴亏虚导致的相火亢盛之证。

需要注意的是，苦寒之药易伤及脾胃阳气，用量过大或服用过久，易致胆胃阳虚、食欲不振、大便稀溏，故脾虚者应慎用。

咸：能软、能下，有软坚散结和泻下作用。

中草药的归经

何谓归经

"归"是指药物作用部位的归属，"经"是指人体的脏腑经络。所以归经就是指药物对于机体某部分的选择性作用，是把药物的作用与人体的脏腑经络联系起来。归经是药物作用部位的偏性，它表明任何药物的用途都是有限的，可能只对某一经或几经发生作用，而对其他经络作用较小，甚至没有作用。

正如清代名医徐大椿所说："不知经络而用药，其失也泛。"掌握了药物归经，有助于提高用药的准确性，从而提高疗效。

归经的方法

1. 按照药物特性归经

药物的特性分为形、色、气、味等，是药物归经的依据之一，其中尤以五味与归经关系密切，有"酸先入肝，苦先入心，甘先入脾，辛先入肺、咸先入肾"之论。不过，这种五味各入一脏的说法片面性较大，还有不少药物的归经难以用此理论解释。如甘草味甘，但并不入脾经而入肝、肺、肾经。五味的各自功能也不仅限于一味一经，如入脾的甘味或入肺的辛味亦可入肝，当归味甘，既入脾经又入肝经。如《黄帝内经·素问·藏气法时论》记载："肝苦急，急食甘以缓之。肝欲散，急食辛以散之。"

2. 按照药物疗效归经

药物归经的根本依据即是药物的疗效，如苏子、芥子能治疗咳喘，而咳喘为肺脏功能失调所致，故归肺经；酸枣仁、柏子仁能治疗心悸失眠，而心悸、失眠为心脏功能失调所致，故归心经；天蝎、天麻能制止抽搐，归肝经；鸡内金、隔山消能够消食健脾，归脾经；巴戟天、肉苁蓉能补肾壮阳，归肾经；大黄，苦寒善泻热通畅，归大肠经等等。

3. 按照药物病机归经

指以药物与所致病证之病因相关的脏腑经络为其归经的标记，如"诸痛痒疮，皆属于心"，故将能治疗痈肿疮疡的药物归入心经。又如，中医认为"虫因湿生"，而"脾虚能生湿"，故以驱虫为主要作用的药物大多归脾经。

中草药的升降沉浮

药性升降浮沉理论形成于金元时期。升降浮沉反映药物作用的趋向性，是说明药物作用性质的概念之一，也是对药物作用的另一种归纳。升是上升，降是下降，浮表示发散，沉表示收敛固藏和泄利二便，因而沉实际上包含着向内和向下两种作用趋向。升降沉浮是针对各种疾病在病机和证候的趋势而言，如机体向上症状多表现如呕吐、喘咳等，向下表现如泻利、崩漏、脱肛等。向外表现如自汗、盗汗，向内表现如表邪不解等病势趋向。

升降浮沉的确定依据

确定中药升降浮沉之性的主要依据，是药物的临床疗效。针对不同病情，改善或消除向下、向上、向内、向外等病势趋向的药物，就分别确定为具有升降浮沉的作用。升降浮沉的作用通常与药物本身的天然因素有关，并可以通过人为的手段使其转化。

《升降沉浮歌》可以概括本节的升降沉浮的确定依据。

质地轻虚浮而升，沉而降者体必重，寒凉无浮热无沉，酸苦咸降辛甘升。升浮属阳发肌表，沉降为阴泻里功，此为升降浮沉义，更参炮制配伍中。

1. 药物的性味

李时珍《本草纲目·序例·升降浮沉》中说："酸咸无升，辛甘无降，寒无浮，热无沉。"因此，药物的性味及其阴阳属性决定了药物的作用趋向。凡药性温热、药味辛甘的药物，其属性为阳，其作用趋向多升浮；凡药性寒凉、药味酸苦咸的药物，其属性为阴，其作用趋向多沉降。在《黄帝内经·素问·至真要大论》中也记录有："辛甘发散为阳，酸苦涌泄为阴，咸味涌泄为阴，淡味渗泄为阳。"

2. 药物气味的厚薄

所谓气味的厚薄，是指药物气质的醇厚浓烈、轻清淡薄而言。凡气味薄者多主升浮，如薄荷、桑叶、苏叶、银花；气味厚者多主沉降，如大黄、熟地。

3. 药物质地的轻重

一般来说，花叶及质轻的药物大多能升浮，如菊花、辛夷、荷叶、升麻等；相反，种子、果实等质重的药品多主沉降，如苏子、枳实、牡蛎、磁石等。上述情况也不是绝对的，如旋覆花不升浮而降气、降逆，槐花也为治疗肠风下血之品，不具升散之性。

4. 药物的效用

药物的临床疗效是确定其升降浮沉的主要依据。病势趋向：向上、向下、向外、向内。病位表现：在上、在下、在外、在里。能够针对病情及病证选择也具有向上、向下、向里、向外的不同作用趋向的药物。如白前能祛痰降气，善治肺实咳喘、痰多气逆，故性属沉降；桔梗能开提肺气、宣肺利咽，善治咳嗽痰多、咽痛音哑，故性属升浮。

一药之中，有气有味，气味又有厚薄的不同，质地也有轻重的差异，极为错综复杂，因此药物的升降浮沉便不能只取一途而论了。故在实际应用中要进行全面分析，才能得出正确的结论。

升降浮沉的转化条件

每一味药品物的升降浮沉既是绝对的，又是相对的，在一定条件下是可以转化的，比如生时为升，熟时为降。其转化的条件总结主要有两点，即炮制和配伍。

某些药物的升降浮沉之性可因炮制而改变，而在复方配伍中，少量性属升浮的药，在同较多的沉降药品配伍时，其升浮性可受到一定制约。

中药五味的宜忌

家庭养生中常根据《本草纲目》中的五味宜忌作为指导，根据书中的记载实际应用如下。

五欲：肝欲酸，心欲苦，脾欲甘，肺欲辛，肾欲咸，此五味合五脏之气也。

五宜：青色宜酸，青色对应五脏的肝，故调理肝病时宜食芝麻、狗肉、李子、韭菜。赤色即红色对应五脏的心，故患有心脏疾病宜食用小麦、羊肉、杏、莲蓬。黄色对应五脏的脾脏，故患有脾脏疾病宜食用粳米、牛肉、枣、葵花子。白色对应五脏中的肺，故有肺部疾病时可选用黄黍、鸡肉、桃子、大葱。黑色对应五脏中的肾，故在肾病期间宜选用大豆、黄豆、猪肉、栗子、藿香。

五禁：禁是指在疾病过程中禁止食用的中药成分，如肝病期间禁止食用辛味，宜食甘味食品。心病期间禁止食用咸味，宜食酸味食品。脾病时禁止食用酸味，宜食咸味食品。在肺病期禁食甘味，宜食用苦味。患肾病期间禁食甘味，宜食辛味。

五走：中医认为酸走筋，故筋病毋多食酸，多食令人癃。苦走骨，故骨病毋多食苦，多食令人变呕。甘走肉，故肉病毋多食甘。辛走气，故气病毋多食辛。咸走血，故血病时毋多食咸，多食令人渴。

五伤：酸伤筋，辛胜酸。苦伤气，咸胜苦。甘伤肉，酸胜甘。辛伤皮毛，苦胜辛。咸伤血，甘胜咸。

五过：所谓"阳极则阴，阴极则阳"，任何食物无论甘、咸、苦，还是药性寒、凉、平，都不宜过多食用，尤其在家庭养生食用时，选用药材更要做到适量即可。

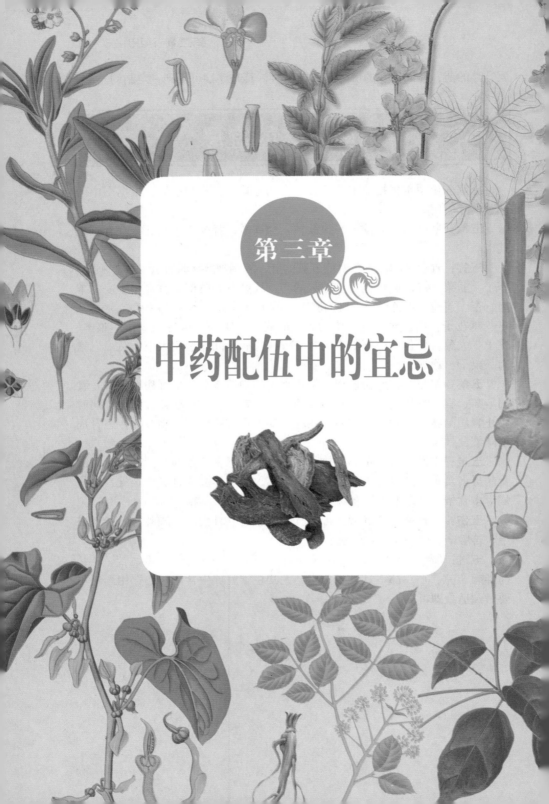

第三章

中药配伍中的宜忌

中药配伍

之所以中药要配伍应用，是因为药与药配伍合用后，能产生与原有药物不相同的功效，从而表现出不同的治疗效果。前人在临床应用时把单味药的应用及药与药之间的配伍关系总结为七种情况，称为"七情"，即单行、相须、相使、相畏、相杀、相恶、相反。

1. 相须

李时珍认为："相须者，同类不可离也，如人参、甘草，黄柏、知母之类。"所谓相须，即将性能功效相类似的药物配合应用，配伍的目的是可以增强与原单味药共有或相类似的功效。如川芎与乌药同用可增强活血化瘀，行气止痛之功效；金银花与连翘配伍同用，增强清热解毒作用。

2. 相使

李时珍认为："相使者，我之佐使也。"相使即将性能功效方面有某些共性，或性能功效虽不相同，但是治疗目的一致的药物配合应用，以一种药为主，另一种药为辅，从而提高主药疗效。如半夏配昆布，半夏具有化痰散结的功效，而昆布咸能软坚，两药配伍提高了半夏消痰散结之功。李时珍说："相畏者，受彼之制也。"例如生半夏和生南星的毒性能被生姜减轻或消除，即半夏畏生姜。

3. 相杀

即一种药物能减轻或消除另一种药物的毒性或副作用。单从定义上不能分辨相畏与相杀的区别，其实相畏、相杀是同一配伍关系的两种提法，是针对药物间某一方而言的。《本草纲目》中李时珍对其解释为："相杀者，制彼之毒也。"如生姜能减轻或消除生半夏和生南星的毒性或副作用，即云生姜杀半夏。

4. 相恶

即两药合用，一种药物的功效能被另一种药物减弱或消除。众所周知，食用人参时不能同时吃萝卜（莱菔子即萝卜子），就是因为两者相恶。

5. 相反

即两种药物合用，能增强和产生毒性或副作用，如"十八反""十九畏"中的甘遂、大戟、芫花反甘草。李时珍曰："相反者，两不相合也。"

君臣佐使，搭配有道

从广义上说，"君、臣、佐、使"属于中药配伍的内容，也是各单味药在方剂中的地位和作用，对其解释如下。

君药：是针对主病或主证起主要治疗作用的药物，在方剂中不可缺少。

臣药：有两种，一是辅佐君药加强治疗主病或主证的药物，二是针对兼病或兼证起治疗作用的药物。

佐药：分为三种，一是佐助药，佐助臣药加强治疗作用；二是佐制药，是减缓或消除君药、臣药的毒性或烈性的药物；三是反佐药，是与君药药性相反，起相反相成作用的药物。

使药：是起调和作用的药或者引经药。

下面举一个例子来描述君臣佐使在方剂中的构成。

四君子汤

功效

主要用以治疗脾胃气虚而引起的饮食减少、腹胀、面色苍白或萎黄、语言低弱细微、四肢软弱无力、肌肉松软，大便溏稀、小便清长、脉细或沉细等证。

方剂组成：人参、白术、茯苓、甘草。

君臣佐使分配：

人参在四子汤中起君的作用，因其具有良好的补气、健脾、助阳作用，对于因脾胃气虚引起的食欲不佳、大便溏稀、面色苍白、四肢无力、脉细等诸多证候起到重要作用。

白术在方剂中为臣药，是因为其具有良好的温脾补脾作用，但效果不如人参，且补气力弱。

茯苓在方剂中为佐药，因为其具有渗湿利尿的作用，同时能健脾安神。中医认为，脾喜燥怕湿，而茯苓能渗湿利尿。因此，此方以茯苓为佐，目的在于增强健脾的作用。

甘草是四君子汤中的使药，因其能协君药人参、臣药白术、佐药茯苓的治疗作用，同时还可将诸药引导到所需治疗的脏腑和经络，使治疗更有针对性。

中药"十八反"

在复方配伍中，有些药物在一般情况下不宜相互配合使用。这些药物就是《神农本草经》所称的"相反""相恶"关系的药物。《中华人民共和国药典》已将十八反内容收入，1963年版有27种，1977年版有28种，1985年版有31种，具体药物一般认为应包括：乌头（附子、草乌）反半夏、瓜蒌（全瓜蒌、瓜蒌皮、瓜蒌仁、天花粉）、贝母（川贝母、浙贝母）、白蔹、白及；甘草反海藻、京大戟、红大戟、甘遂、芫花；黎芦反人参、南沙参、丹参、玄参、苦参、细辛、芍药（赤芍、白芍）。

十八反歌："本草名言十八反，半蒌贝蔹及攻乌，藻戟遂芫俱战草，诸参辛芍叛黎芦。"

中药"十九畏"

十九畏是金元以后的医药家概括出的19种配伍禁忌药。最早记载"十九畏"歌诀的书籍是明代刘纯所撰的《医经小学》。

具体内容是：硫黄畏朴硝，砒霜畏水银，狼毒畏密陀僧，巴豆畏牵牛，丁香畏郁金，牙硝畏三棱，川乌、草乌畏犀角，人参畏五灵脂，官桂畏石脂。

值得注意的是，十八反和十九畏各组药对几乎全在传统方剂或者现代中成药处方中出现，并且都是用来治疗沉疴痼疾。

药方的组成变化

每一种成药的处方，都不是数味药物的偶然并列，也不是同类药效的药物笼统相加，而是有一定组成原则的。

方剂组合法

方剂组合，应用分明。选择用药，要有系统。
剂量轻重，分工要明。君为主药，主病主证。
针对病源，治疗有功。臣药辅药，助君协同。
加强治疗，兼病兼证。发挥主药，缓解毒性。
君臣佐使，应用于终。剂量多少，需要酌情。
体质强弱，气候不同。年龄大小，灵活应用。
地土各异，变化无穷。诸药配合，切合病情。

方剂按照一定结构组成后，在临床运用过程中还必须根据病症的不同阶段，病情的轻重缓急，患者的不同年龄、性别、职业，以及气候和地理环境做相应的加减化裁，方能达到切合病情、提高疗效的目的。方剂的加减变化包括药味加减、药量加减和剂型更换。药味加减变化是指方剂在君药、主证不变的情况下，随着兼证或次要症状的增减变化而相应地加减臣药和佐药，若因药味加减而引起君药和主证改变时，则属另行组方。药量加减变化是指由相同药物组成的方剂，加减其中某些药物的剂量而使方剂的功效和治疗范围有所扩大或缩小，若因药量的增减而使方剂的君药和主证完全改变时，也属重新组方。

药方剂量的组成变化

剂量是指药物的用量。由于中药大都是配伍使用，或制成一定剂型来应用，因此，药物剂量的概念应包括三种含义：一般指汤剂处方中每一个单味药饮片（干品）成人内服一日用量，二是指方剂中各种药物相对剂量比例，三是指制剂的实际服用量。

为了使临床用药取得预期的治疗效果，并避免发生意外，必须给予适当的剂量。适当剂量的确定主要依据患者的年龄、体质、病情、药物的性质、功效应用以及环境条件等因素。具体依据如下：

年龄：老年人精血亏虚、脾胃虚弱，对药物的耐受力较差，药量应适当低于青壮年。而青壮年患者脾胃虚弱者，用量宜重。对于儿童，药量宜轻。通常6岁以上的儿童，可按成人用量减半，5岁以下的可用成人量的四分之一，乳幼儿则应更少，新生儿可用成人药量的六分之一。

性别：女性用量宜略低于男性，尤其在特定的生理时期，某些药应慎用。如妇女在月经期、妊娠期时，使用活血化瘀药宜轻；在妊娠期、哺乳期必须使用有毒药时尤当少量。

体质：药物的用量与体质有关。不同体质的患者，对药物的耐受力不同，体强者，用量宜重，体虚弱者，用量宜轻。还应注意患者的个体差异，有的患者属过敏体质，对某种或某类药物特别敏感，可引起非治疗性反应，一般应予避免，若不得不用时宜从小剂量开始，以免导致严重的不良反应。此外也要考虑患者的生活习惯及职业等，如患者平素喜食辛辣热物，在应用辛热药疗其疾时，用量宜大，反之则宜小。

病程与病势：药物的剂量又取决于病程的久暂，病情的缓急。一般来说，新病正气不虚者，用量宜大；久病正气已虚者，用量宜小。病急、病重者，用量宜重；病缓、病轻者，用量宜轻；病势大实大虚之证，当药专量大，以免药力不及而贻误病机；久病虚甚不耐大补，初进补剂，用量宜轻。对于病程绵延需守方治疗的患者，药物的剂量应随病证发展的趋势、邪正的盛衰相应地增加或减少。

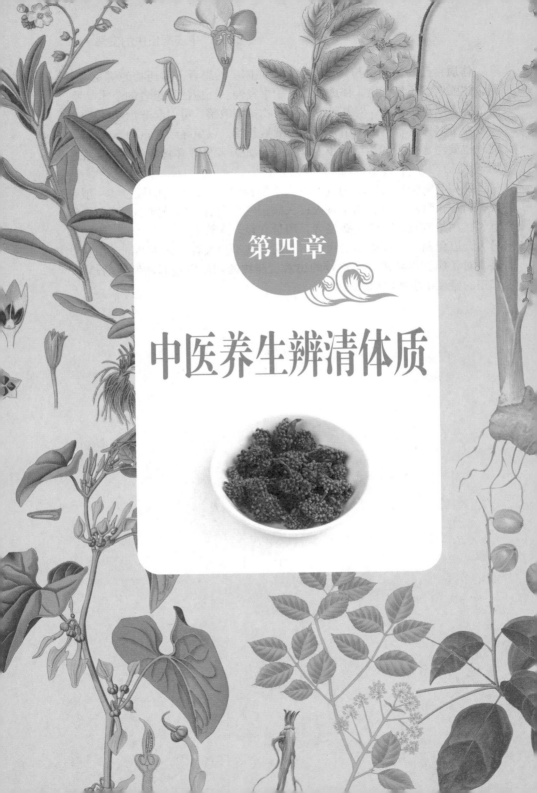

第四章

中医养生辨清体质

平和体质首选的中药及药膳

【体质概况】

中医认为，平和体质即不偏不倚，人体不仅保持了外在条件的平衡也保持了身体的内在阴阳平衡。平和体质的基本形体特征是体形匀称健壮。

常见表现为面色、肤色润泽，头发稠密有光泽，目光有神，鼻色明阔，嗅觉、味觉正常，唇色红润，不易疲劳，精力充沛，耐受寒热，睡眠良好，食欲良好，大小便正常。

【常用药食】

防风通圣丸。自古就有"有病无病，防风通圣"之说，方中包含防风、荆芥、麻黄、薄荷、桔梗、大黄、芒硝等。

【生活宜忌】

在饮食上要有节制，避免过冷、过热或不干净的食物，合理搭配膳食结构，少食过于油腻及辛辣之物。作息规律，让机体在正常的生物钟下运行。

【推荐药膳】

扒五香仔鸽

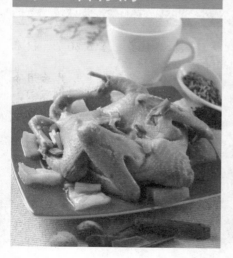

材料：肥乳鸽1只，猪五花肉100克，豆蔻、丁香、大茴、桂皮、砂仁、葱、生姜、料酒、食盐、味精各适量。

做法：1.乳鸽去毛，由背部剖开掏去内脏，洗净。将猪五花肉切成厚片。再将豆蔻、丁香、桂皮、砂仁用纱布包好备用。2.将以上材料一同放入砂锅内，加水，用小火煮至八成熟，捞出鸽肉，拆掉大骨。3.将头颈塞入鸽脯下，把鸽脯朝下码在扣碗内，五花肉围在周围，淋入汤汁，隔水蒸熟，出锅时将汤汁倒入锅内，再把扣碗翻扣在盘里。4.汤汁加味精、食盐，勾芡，淋入明油，浇在鸽肉上即可。

功效：防止记忆力减退、增进食欲、增强体质。

气虚体质首选的中药及药膳

【体质概况】

气虚体质是指一身之气不足，以气息低弱、脏腑功能状态低下为主要特征的体质状态，一般形体特征表现为肌肉不健壮。

常见表现为容易呼吸短促，接不上气；喜欢安静，不喜欢说话，说话声音低弱，容易感冒，常出虚汗，经常感到疲乏无力。排便不痛快，口淡无味，舌边有齿痕，脉缓慢。性格多内向，情绪不稳定，胆小，不喜欢冒险。

【常用药食】

中药有大补元气的人参、黄芪，还有党参、白术、山药、大蒜、茯苓、薏苡仁、莲子、芡实等，其中的党参、白术、茯苓，再加上甘草组成的四君子汤，是著名的健脾补气基础方，此方有提高免疫功能、增加免疫力和抗衰老的作用。

【生活宜忌】

生活中气虚体质的人要培养自己豁达乐观的生活态度，多给予自己肯定，增强自信心，多培养自己的兴趣爱好。饮食宜选择益气健脾的食物，因为"思伤脾""劳则气耗"，故工作和起居勿过度思虑、劳累及熬夜，运动宜选择慢跑、散步、民族舞等柔缓的项目。

【推荐药膳】

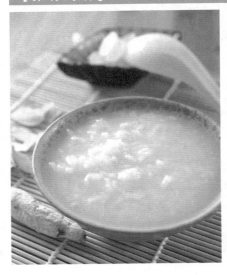

参芪粥

材料：人参10克，黄芪30克，粳米100克，白糖适量。

做法：1.将黄芪、人参切片后用冷水浸泡半小时，放入砂锅中煎煮，煮沸约30分钟后，过滤取汁，再加入冷水，如上法煎煮第二次取汁。2.将先后所取药汁合并，分为二份，早、晚各一份，将粳米放入药汁中酌加适量清水煮粥，待粥熟后调入白糖即可，每日早、晚餐时空腹服食。5日为一个疗程。

功效：大补元气、健运脾胃、升举脏器。

阳虚体质首选的中药及药膳

【体质概况】

阳虚体质是指由于阳气不足，少于温煦，以形寒肢冷等虚寒现象为主要特征的体质状态。

一般来说，阳虚体质的形体特征为肌肉不健壮，常见表现为总是精神不振，睡眠偏多，手脚发凉，胃脘部总是怕冷，衣服比别人穿得多，耐受不了冬天的寒冷，夏天耐受不了空调房间的冷气，小肚子一受风寒就疼痛、不舒服，女性白带增多。

【常用药食】

常用中药有附子、肉桂、菟丝子、淫羊藿、肉苁蓉等。治疗中焦虚寒的理中丸不仅可以温中祛寒，还可以补气健脾。还有一种"金匮肾气丸"，也可以治疗下焦虚寒。

【生活宜忌】

经常喝冰冻饮品、熬夜、冬天不穿袜子等细节均会造成体内阳气不足，所以，改变不良生活习惯是基础。阳虚体质的人情绪总是很低落，故在情绪调节上应尽量避免和减少悲伤，多听一些喜庆的音乐。

【推荐药膳】

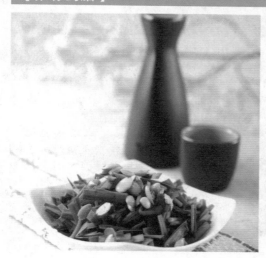

韭菜炒胡桃仁

材料：胡桃仁50克，韭菜200克，麻油、食盐适量。

做法：1.先将胡桃仁开水浸泡去皮，沥干备用。2.韭菜择洗干净，切成2～3厘米寸段备用。3.麻油倒入炒锅，烧至七成热时，加入胡桃仁，炸至焦黄，再加入韭菜、食盐，翻炒至熟。

功效：补肾助阳、温暖腰膝。适用于肾阳不足、腰膝冷痛者。

阴虚体质首选的中药及药膳

【体质概况】

阴虚体质是指体内津液精血等阴液亏少，以阴虚内热等表现为主要特征的体质状态。形体特征多体形瘦长。

经常口干咽燥，老喝水，容易失眠，大便干结，小便短。舌红少津，脉洪数。阴虚体质的人性情急躁，外向，好动活泼。易患咳嗽、糖尿病、闭经发热等。对外界环境的适应能力多不耐暑热干燥，耐受冬季，不耐受夏季。

【常用药食】

中药有麦门冬、沙参、天冬、石斛、枸杞子、玉竹、龟甲、百合等。应该针对不同脏器阴虚选择不同的中成药，如肺阴虚多选用百合固金汤，心阴虚选用天王补心丹，肾阴虚选用六味地黄丸，肝阴虚选用一贯煎。

【生活宜忌】

成人少吃炙烤、辛辣食物。由于阴虚的人多会提前进入更年期，所以在情绪上要多安神定志、心平气和、舒缓情志，不要大喜大悲，切忌急躁。

【推荐药膳】

珠玉二宝粥

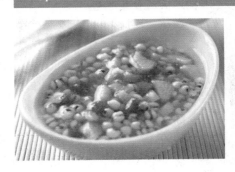

材料：山药、薏米各60克，柿霜饼24克。

做法：1.将山药、薏米捣成粗粒，放锅内加水适量，煮至烂熟。2.粥熟后把切碎的柿霜饼调入粥内，待搅匀溶化即成。

功效：滋养脾肺、止咳祛痰。适合用于肺脾阴亏、食欲不佳、虚劳咳嗽者，并可治一切阴虚证。

血瘀体质首选的中药及药膳

【体质概况】

血瘀体质是指体内有血液运行不畅的潜在倾向或瘀血内阻的病理基础，以血瘀表现为主要特征的体质状态，形体以瘦人居多。

血瘀体质的人多容易烦躁、健忘，性情急躁，多容易患出血、中风、冠心病等，对外界环境适应能力多不耐受风邪、寒邪。

【常用药食】

中药有红花、三七、桃仁、川芎、没药、姜黄、丹参、益母草、牛膝、鸡血藤等。对于血瘀体质偏于上焦的人，可选用《医林改错》中的"血府逐瘀汤"，主要有活血化瘀、行气止痛的功效。

【生活宜忌】

血瘀体质的人要"动"起来，保持心情舒适舒畅，乐观愉快。

【推荐药膳】

三七炖鸡

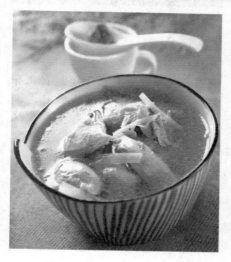

材料：母鸡肉500克，三七粉4克，葱、盐、味精适量。

做法：1.将母鸡肉切块后放入沸水中，除去杂物，再用凉水冲洗干净备用。2.大火将水烧开，再放入鸡肉煮3~5分钟，待鸡肉七成熟时，将鸡肉取出，移到炖盅内，于小火上炖至2小时左右至鸡肉熟透。3.将三七粉及适量的葱、食盐、味精放入炖盅内调味即可。

功效：补脾肾、益气血、止血消瘀、补血美容、抗衰老、调理月经。

痰湿体质首选的中药及药膳

【体质概况】

痰湿体质是指由于机体水液停滞不化而导致痰和湿凝聚在一起，所以出现黏滞、重浊等为主要特征的体质状态。中医中的痰是指具有痰的黏腻特性的"脂肪"。痰湿体质的人体形多肥胖，腹部肥满松软。

常见表现为出汗多而黏腻，手足心潮湿多汗，常感到肢体酸困沉重、不轻松，面部经常有油腻感，嘴里常有黏黏的或甜腻的感觉，平时痰多。性格温和，易患糖尿病、中风、眩晕、咳喘、痛风、高血压、冠心病等。对外界环境适应能力较差。

【常用药食】

中药有荷叶、瓜蒌仁、前胡、桔梗、生大黄、鸡内金、山药、薏米、茯苓、白术、陈皮、生黄芪等，中成药可选择宣肺化痰的二陈汤或异功散、健脾化痰作用的香砂六君子汤。

【生活宜忌】

在运动上由于肥胖的人总感觉沉重，容易疲劳，所以适合循序渐进、能够长期坚持的运动，如散步、慢跑、羽毛球或各种舞蹈。

【推荐药膳】

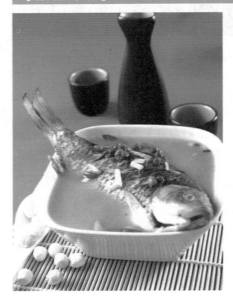

赤豆鲤鱼汤

材料：450克鲤鱼1条，赤豆80克，白果15克，生姜、葱、花生油、绍酒、盐、胡椒粉各适量。

做法：1.将鲤鱼处理干净，在鱼脊上剖上花刀，赤豆用温水泡透，生姜切成片，葱切成段。2.锅内烧油，七成热时，下入鲤鱼，用小火煎透，倒入绍酒、姜丝，注入适量清水，再加入赤豆，用中火煮至汤浓。3.在鲤鱼熟透前5分钟加入白果、葱段，最后调入盐、胡椒粉，即可食用。

功效：活血、利水、健脾、通乳。

湿热体质首选的中药及药膳

【体质概况】

湿热体质是指湿热内蕴为主要特征的体质状态，湿热体质的人形体多偏胖或苍瘦。

湿热体质的人性格多急躁易怒，易患疮疖、黄疸、火热等病证。对外界环境适应能力差，对湿环境或气温偏高，尤其夏末秋初，湿热交蒸，较难适应。

【常用药食】

中药有黄连、龙胆草、苦参、秦皮、茯苓、薏苡仁、苍术、决明子、金银花等。也可以选用具有清利三焦湿热、宣畅三焦气机的三仁汤。

【生活宜忌】

接触皮肤的衣被要经常晒，内衣裤要勤洗、勤换。宜选择大强度、大运动量的项目，如中长跑、游泳、爬山、武术、搏击操等。禁熬夜。

【推荐药膳】

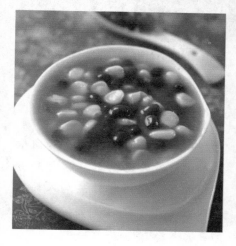

玉米赤豆粥

材料：赤豆50克，玉米100克，金橘饼50克，冰糖适量。

做法：1.把赤豆、玉米去杂质，淘洗干净，金橘饼切成碎粒备用。2.在锅内添适量清水，倒入赤豆、玉米，旺火烧沸后用勺搅动几下，转用小火熬30分钟。3.待米粒呈开花状，加入金橘饼、冰糖熬成粥即可。

功效：益气养阴、清热利湿。

气郁体质首选的中药及药膳

【体质概况】

气郁体质是指由于长期情志不畅、气机郁滞而形成的以性格内向不稳定、忧郁脆弱、敏感多疑为主要表现的体质状态，气郁体质的人形体瘦者为多。

容易患失眠、抑郁症、神经官能症等，对外界环境适应能力一般，对精神刺激适应能力较差，不喜欢秋冬天和阴雨天。

【常用药食】

中药有陈皮、青皮、香附、木香、沉香、佛手、柿蒂、酸枣仁、菊花、黄花菜等。中成药可选用《伤寒论》里面的经典方"龙骨牡蛎汤"，适于气机郁滞在下焦的人。

【生活宜忌】

使自己充实起来，让生活更有趣，转移注意力。在运动方面建议参加集体舞逛街这样的休闲放松方式，或参加激烈的运动如快跑、搏击操等。

【推荐药膳】

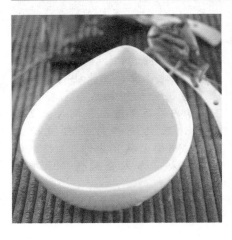

萱草忘忧汤

材料：黄花菜 20 克，合欢草 10 克，蜂蜜 30 克。

做法：1.将黄花菜、合欢草同放入锅内。2.加适量水，煎煮 30 分钟，取汁，饮用时趁热加入蜂蜜即成。

功效：除烦解郁、安神益智。

特禀体质首选的中药及药膳

【体质概况】

特禀体质是指由于先天禀赋不足和禀赋遗传等因素造成的一种特殊体质，包括先天性、遗传性的生理缺陷与疾病，过敏反应等。其形态或有畸形，或有先天生理缺陷。

【常用药食】

常用药物有黄芪、陈皮、白术、荆芥、防风、蝉衣、乌梅、益母草、当归、生地黄、黄芩、丹皮等。代表中成药为玉屏风散、麻杏石甘汤、消风散、过敏煎、犀角地黄汤等。食物应根据个体情况选择不同的食品，一般而言，饮食宜选用蜂蜜、大枣、金针菇、胡萝卜等。

【生活宜忌】

特禀体质的人体质总是处于一种低弱状态，心态也容易消极，建议多锻炼，以增强免疫力与抗病能力，同样需要培养乐观情绪。春季是过敏高发期，建议出门锻炼时不要暴露太多皮肤，饮食应少食"发物"，如酒、鱼、虾蟹、辣椒、咖啡、浓茶等。

【推荐药膳】

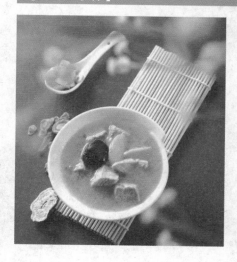

玉屏瘦肉煲

材料：黄芪30克、防风10克、炒白术20克、瘦猪肉或牛肉200克，生姜一块。

做法：1.黄芪、灵芝先用清水浸泡半小时，瘦肉洗干净后切成小方块，生姜洗净待用。2.将黄芪、灵芝放入砂锅内，再放瘦肉、生姜，加适量盐、清水。3.一锅清水烧开后，改文火煲3个小时。

功效：补气血、增强抵抗力，适用于容易过敏者。

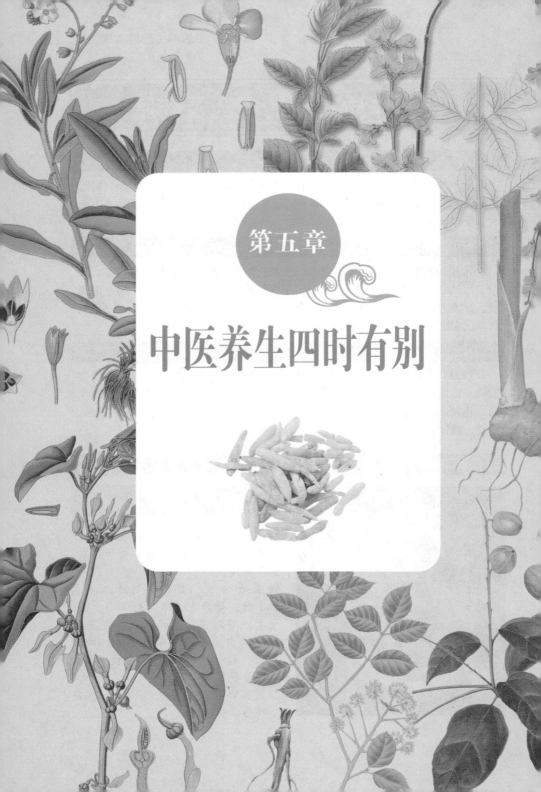

第五章

中医养生四时有别

　　根据不同的季节特点进行饮食补养，对于保证身心健康有着重要的意义。然而，根据季节选择用药和药膳，只是遵循万物发展的一般规律，还要根据个人身体的特异性辨证施膳，才能更好地保证机体的阴阳平衡，健康长寿。

春季滋补养生的中药及药膳

春季养生特点

　　多施与，少敛夺，多奖励，少惩罚，这就是与春季相适应的保养生发之气的道理。若违背了这个道理，就会伤及肝气，使提供给夏长之气的条件不足，以致供给夏季长养的力量就少了，那么到夏季就会发生寒性病变。

春季滋补养生的中药及食品

　　春季阳气升发，人体新陈代谢也开始旺盛，肝属木，与春季相应，主疏泄升发，故有"肝旺于春"之说。肝气旺则会影响到脾胃，故春季容易出现脾胃虚弱的病症。慢性消化道溃疡、慢性胃炎和慢性肝病在春季多频繁发作。选用性味平和、助阳升发、利湿祛湿的食物，不宜选辛燥、助湿、动风、生火、助痰的药物和药膳，如山药、薏苡仁、莲子、大枣、荸荠、银耳、扁豆、芡实等。

春季滋补养生的药膳

怀山药糯米粥

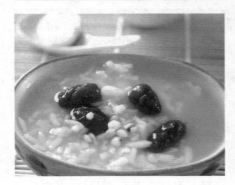

材料： 薏苡仁50克，怀山药40克，荸荠粉10克，糯米200克，红枣（去核）5枚，白糖适量。

做法： 1.将怀山药研细，薏苡仁洗净，加水煮沸。2.将糯米、红枣放入煮沸的锅内，改小火煮至米烂。3.把怀山药粉、荸荠粉分别搅入锅内，服用时加入白糖即可。早、晚温热食用，5天为一个疗程。

功效： 健脾益胃、化湿消滞，适用于脾胃虚弱，湿气内阻所致的食少便溏、神疲乏力，或妇人带下清稀量多，色淡黄等症。

春笋炒枸杞

材料：枸杞500克，春笋50克，精盐、姜末、白糖、绍酒、味精、花生油适量。
做法：将枸杞用清水洗净，沥干水分，春笋洗净切细丝。2.炒锅烧热加花生油，烧到八成熟，放精盐，再投入枸杞、笋丝一起煸炒，再加绍酒、糖、味精至卤汁起滚，迅速起锅装盘。
功效：春笋炒枸杞是春季较好的素菜，补虚益精，清热止渴。胖人和动脉硬化症、冠心病、糖尿病、高血压、慢性肝炎患者常食此菜特别有益。

夏季清热解暑的中药及药膳

夏季养生特点

应该晚睡早起，不要厌恶炎夏之日，情志应保持愉快，切勿发怒，让精神状态如万物开花成其秀美那样充实，使气机宣畅，腠理保持阳气的宣通。如果违背了这个道理，那就要伤及心气，以致供给秋季收敛的力量就少了，到冬季还会发生更严重的疾病。

夏季清热解暑的中药及食品

在夏季用药和食用药膳时要针对炎热的气候和生理变化，选用味甘淡苦酸、性寒凉、清暑利湿、养阴生津、益气健脾、调养心气的食物，不仅要补充水分，还应补充一些性味偏凉的优质蛋白质，以调整机体在夏季的阴阳平衡，维持正常的生理功能。中药如西洋参（或太子参、北沙参、党参）、扁豆、莲子、茯苓、绿豆等。

夏季滋补养生的药膳

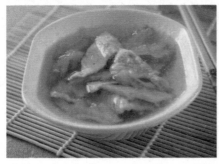

苦瓜肉片汤

材料：鲜苦瓜150克，猪瘦肉60克，香油、食盐、味精各适量。
做法：1.将鲜苦瓜去瓤，洗净切块，猪瘦肉切片后用热水炒掉一下，备用。2.将苦瓜、瘦肉同放入锅内加水适量共煮汤，待快熟时加少许食盐、味精，淋少许香油即可，佐餐食用。
功效：清热解暑，适用于暑伤心肾所致的心烦易躁、消渴欲饮等症。

秋季滋阴润肺的中药及药膳

秋季养生特点

应早睡早起，保持神志的安宁，来缓和秋季肃杀之气对人体的影响。神气收敛，以适应秋季容平的特征，不使外来因素扰乱意志，保持肺气的清肃功能。违背了这个道理，就会伤及肺气，使提供给冬藏之气的条件不足，到冬季会发生腹泻一类的疾病。

秋季滋阴润肺的中药及食品

秋季气温由热转凉，气候干燥，易发凉燥之邪。选用中药和食用药膳应针对这些特点，分别选用性寒凉而滋润、性温而滋润的中药，如麦冬、沙参、白芍、百合、枸杞子、熟地黄、桑椹子等。要注意兼顾脾胃，多食水分充足、富含维生素等具有润肺泽肤作用的瓜果食物，如银耳、甘蔗、燕窝、阿胶、梨、芝麻、藕、菠菜、乌骨鸡、猪肺、豆浆、鸭蛋、蜂蜜等。从而达到滋阴润燥、卫气护阴、润肺护肤的功效。

秋季滋补养生的药膳

贝梨炖猪肺

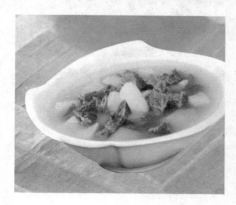

材料：猪肺250克，川贝10克，雪梨2个，冰糖少许。

做法：1.将雪梨削去外皮，切成数块。猪肺切成片状，沸水焯洗干净。2.将猪肺、雪梨、川贝母一起放入砂锅内，加入适量冰糖、清水，慢火熬煮至猪肺熟即可食用。

功效：润肺散结、止咳化痰，治虚痨咳嗽、吐痰咯血、心胸郁结、肺痿肺痈，用于秋冬季节气候干燥所引起的燥热咳嗽。

冬季温润补元的中药及药膳

冬季养生特点

人们要适应冬季的特点，早睡晚起，待到日光照耀时起床才好，不要轻易地扰动阳气，使精神内守伏藏而不外露。要躲避寒冷，求取温暖，不要使皮肤开泄而令阳气不断损失。若违背了这个道理，就会损伤肾气，使提供给春生之气的条件不足，到来年春季就可能要得痿厥一类的疾病。

冬季温润补元的中药及食品

冬季"在脏属肾""肾主藏精"，宜温阳补肾、填精益元，选用性味甘温、滋补的药物，如当归、红参、沙参、麦冬、百合、肉桂、鹿茸、核桃仁、菟丝子、肉苁蓉、枸杞子等。多食一些益补阳气、温肾助阳、滋肾养血、固本止咳的食品，如动物内脏、瘦肉、鱼类、蛋类和萝卜、桂圆、荔枝、胡桃肉、木耳等。

冬季温润补元的药膳

高粱粥

材料：桑螵蛸20克，高粱米100克。

做法：1.将桑螵蛸用清水煎熬3次，过滤后，收集滤液500克。2.将高粱米淘洗干净，放入锅内，掺入桑螵蛸的汁，置火上煮成粥，至高粱米煮至熟烂即成。

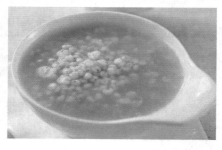

功效：消渴止痢、益气补中、轻身延年，适用于肾气不足、营养失调、小便频数等症。

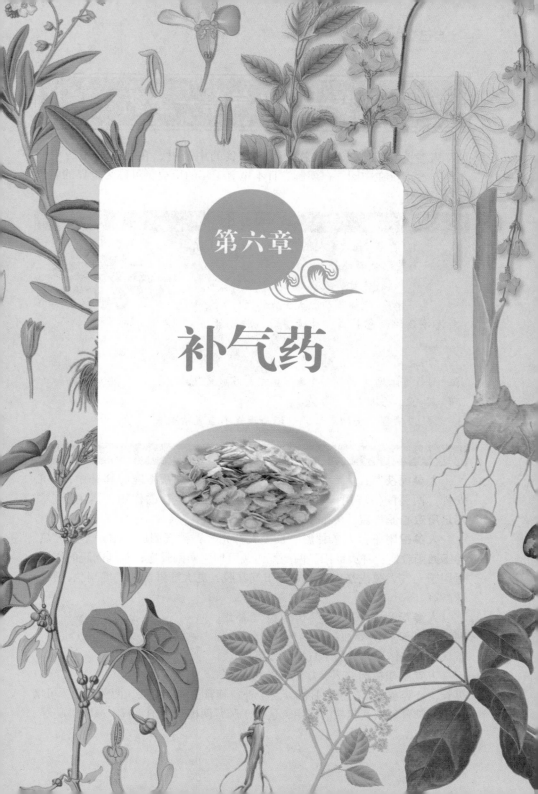

第六章

补气药

人参——补气第一圣药

人参为第三纪孑遗植物，也是珍贵的中药材，在我国药用历史悠久。人参不仅在中国，在朝鲜、日本也有千年的历史，可称为世界的名贵药材。

【本草档案】

别名：黄参、血参、人衔、鬼盖、神草、土精、地精、海腴、皱面还丹。

性味归经：味甘、微苦，性平。归肺、脾经。

适用体质：气虚体质。大失血、大汗、大吐、大泻导致的面色苍白，神情淡漠，肢冷汗多者适用。

用法用量：入汤剂，5～10克；用于急重证，剂量可酌增为15～30克。宜文火另煎兑服。研末吞服，每次1.5～2克。

服用禁忌：一切实证、热证而正气不虚者禁服。

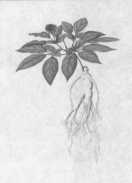

【配伍应用】

人参配茯苓：人参能大补元气，益心安神；茯苓能健脾补中，宁心安神。两药配伍应用，可增强补气益心、安神益智的作用，适用于心脾不足所致心悸气短、失眠多梦、食少乏力等。

人参配附子：人参甘温，长于大补元气，益气固脱；附子辛、大热，善于回阳救逆，补火助阳。两药配伍，可增强回阳救逆，益气固脱的作用，适用于元气大脱或暴崩失血导致阳气暴脱，见大汗淋漓、气促喘急、肢冷脉微等。

人参配熟地黄：人参长于益气补虚，熟地黄善于补阴养血。两药配伍，可增强益气养血的作用，适用于气血两亏诸证。

人参配胡桃肉：人参甘温，以大补元气见长，补脾益肺；胡桃肉甘温，善于补益肺肾，纳气定喘。两药合用，可增强温补肺肾、纳气定喘的作用，适用于肺肾两虚、摄纳无权、咳嗽虚喘等。

保健功效

大补元气

　　人参味甘，性平，善于大补元气，复脉固脱，对全身有良好的强壮作用。

生津止渴

　　人参大补元气，气足则津液充盈。

补脾益肺

　　人参甘温入脾，能"补中益气，和中健脾"，为补脾要药。

安神益智

　　人参大补元气，元气充则心气得养、心神得宁、心智得聪，而具有安神益智的功效。

【家庭调理药膳】

人参茯苓粥

材料：人参5克，白茯苓15克，生姜3克，粳米100克，食盐少许。

做法：1.先将人参切成薄片，生姜切成丝；茯苓捣碎，浸泡30分钟。放入砂锅内，煎取药汁待用。2.粳米洗净，放入锅内，同人参煮粥。3.待粥将成时，加入生姜丝、药汁、食盐调味，稍煮1～2分钟后，即可食用。

功效：益气补虚、健脾和胃。主要用于气虚体弱、脾胃不足、倦怠乏力、面色苍白、食少便溏等症。

人参莲子汤

材料：人参10克，莲子10克，冰糖30克。

做法：1.先将人参切成薄片，莲子去心，放入碗内，加清水适量，浸泡30分钟。2.再加入冰糖，然后把盛药的碗置于蒸气锅内，隔水炖1小时左右，即可饮用。

功效：补气健脾。主要用于病后体虚、脾虚气弱、食欲减退、自汗疲倦、大便溏薄等症。

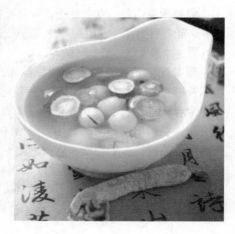

党参——补中益气养肝血

《本草纲目》中介绍党参时道："是党者根须颇纤长，根下垂，有得一尺余则，或十歧者。其价与银等，稍好难得。"党参之名始见于清代《本草从新》谓："按古本草云：参须上党者佳。今真党参久已难得，肆中所卖党参，种类甚多，皆不堪用。唯防风党参，性味和平足贵，根有狮子盘头者真，硬纹者伪也。"

所谓"真党参"是指产于山西上党（今山西长治）的五加科人参。

【本草档案】

别名：上党人参、防风党参、黄参、防党参、上党参、狮头参、中灵草、黄党。

性味归经：味甘、性平，归脾、肺经。

适用体质：气虚体质。

用法用量：煎汤每天 6 ～ 15 克为宜，大剂量每天可用至 30 克。

服用禁忌：气滞、实证、热证者忌服。

【配伍应用】

党参配麦门冬：党参甘平，具有补益脾肺，生津养血的功效；麦门冬甘、微寒，能益胃生津、养阴润肺。两药配伍，可增强补气生津的作用，适用于热伤气阴、津液大耗、心虚脉微等。

党参配黄芪：党参善于健脾益气，黄芪善于益气升阳。两药合用，可增强补脾益肺的作用，适用于肺脾气虚、气短乏力、食少便溏等。

党参配熟地黄：党参长于补益脾胃，生化精血；熟地黄甘微温，善于补血滋阴，益精填髓。两药合用，可增强补气生血的作用，适用于气血双亏导致的面色萎黄、头晕心悸、体弱乏力等。

党参配当归：党参健脾益气，当归善于养血和血。两药配伍，可增强补气养血的作用，适用于内伤气血不足诸证，如头晕、乏力、少气懒言等。

党参配白术：党参甘平，长于补脾养胃，健运中气，补气力强；白术甘温苦燥，善于补脾和胃，祛湿化浊，健脾力胜。两药合用，可增强补气健脾的作用，适用于脾气虚弱所致食少、便溏、吐泻等。

保健功效

补中益气

党参性平，不燥不腻，能健脾和胃，健运中气，鼓舞清阳，为常用补中益气之品。

益血生津

党参性平、味甘、化精微、升阴血、益脾胃，具有补肺益气、补气养血、生津的作用，对热伤气津之气短口渴疗效显著。

养心安神

党参的补气养血作用能够改善气血亏虚所致的失眠、多梦、易惊等症。

健脾益肺

党参健运中气，主要健脾气、补肺气。

【家庭调理药膳】

参苓白术鲫鱼汤

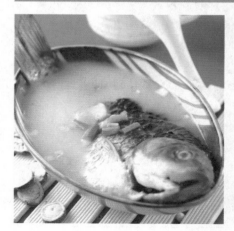

材料： 700克鲫鱼1条，党参、茯苓、白术各10克，甘草3克。

做法： 1.党参、茯苓、白术、甘草煎煮取汁备用，鲫鱼去鳞去内脏洗净。2.锅内放油，待油七成热时将鱼煸一下，加入料酒、葱姜，放入适量水煮沸后与中药水同煮沸，加入调味品。

功效： 健脾益气、燥湿养胃。食用此汤时应连鱼肉一起吃。主要用于夏令季节食欲缺乏，脾胃气虚，舌苔厚、白腻者。

西洋参——补气养阴清虚火

西洋参是生长于北美原始森林之中的古老植物，具有活化石之称。西洋参在中国始载于《本草从新》，曰："出大西洋佛兰西，形似辽东糙人参。"而西洋参的独特之处在于不热不燥，凡不适合人参治疗和热补的人，包括夏季生津降暑，均可用西洋参。

【本草档案】

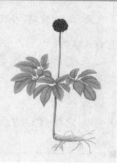

别名：花旗参、洋参、西参。

性味归经：性凉、味甘苦，归心、肺、肾经。

适用体质：阴虚体质。高血压、心肌营养不良、冠心病等心脏疾病患者尤其适用。

用法用量：煎服，36克，另煎对服。

服用禁忌：婴幼儿、脾胃实热、胃有寒湿、高热、失眠多梦者忌服。

保健功效

养肺益肾

《本草求原》记"西洋参性寒味苦，清肺火，凉心脾以降火，消暑，解渴"，治疗肺肾阴虚引起的久咳、痰少、气喘、头晕耳鸣、低烧盗汗、腰膝酸软等症。

调补五脏

西洋参毒副作用、不良反应较少，临床广泛用于五脏的补益。

安神除烦

西洋参性凉味甘，与红参相比清而不热，常用清热生津，凉心脾，安神除烦。

益气养阴

西洋参性较清润而不燥热，故常用于热证患者，凡有高热所致气津两伤的体力不足和失水，尤其小儿高热烦渴、腹泻脱水，皆可使用。

【配伍应用】

西洋参配麦门冬：西洋参长于补气养阴，清热生津；麦门冬甘、微寒，善于养阴润肺，益胃生津。两药配伍，补气养阴、润肺的作用增强，适用于外感热病、热伤气阴、肺胃津枯、烦渴少气、体倦多汗等。

西洋参配生地黄：西洋参甘寒，能补气益阴、降火清热；生地黄甘苦寒，能清热凉血、养阴生津。两药合用，补肺气、益肺阴、降虚火、清肺热的功效增强，适用于肺虚久咳、耗伤气阴、阴虚火旺、干咳少痰或痰中带血等。

西洋参配知母：西洋参功善补气养阴，又清热生津；知母功长清热泻火，滋阴润燥。

西洋参配桑叶：西洋参甘寒，补气益阴、降火清热；桑叶苦寒，善于清泄肺热、凉润肺燥。两药配伍应用，可增强补气益阴、清泄肺热的作用，适用于燥热伤肺、咽干咳血等。

【家庭调理药膳】

参芪粥

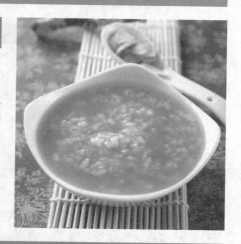

材料：西洋参3克，黄芪15克，糯米50克。

做法：1.将西洋参、黄芪放入器皿内加水适量，煎煮2次，每次煮沸后小火煎30分钟左右。去药渣取2次药汁。2.糯米洗净同药汁一起放入锅内，加水适量，煮成粥。每日1剂，早、晚温热服食，连服7～10天。

功效：补虚益气，适用于心气亏虚引起的心悸、气短、乏力自汗或早搏。

花旗参酒

材料：花旗参（西洋参）100克，白酒200毫升。

做法：将西洋参润透，切片，放入酒坛内，注入白酒，盖严盖。每日搅拌1次，浸泡10天后即可饮用。

功效：益气生津。适用于气弱阴虚所致少气、口干口渴、乏力等症。

太子参——补气生津润肺燥

太子参之名，始见于清《本草从新》人参条中，曰"大补元气，虽甚细如参条，短紧坚实而有芦纹，其力不下大参"。中医认为，太子参性微温、味甘微苦，入脾、肺二经，具有诸多功效，是一味治病保健良药。

【本草档案】

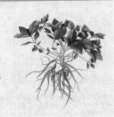

别名：童参、四叶参、米参、孩儿参。

性味归经：性平、味甘、微苦。归肺、脾经。

适用体质：适于气虚和阴虚体质。用于脾虚体倦、食欲不振、病后虚弱、气阴不足、自汗口渴、肺燥干咳等。

用法用量：煎汤内服，10～30克。

服用禁忌：表实邪盛者不宜用。

【配伍应用】

太子参配黄芪：太子参能补气生津，健脾益肺；黄芪能补气升阳，益卫固表。两药配伍应用，补气生津、固表止汗的作用增强，适用于热病后期、气阴两伤所致自汗心悸、烦热口渴等。

太子参配石斛：太子参甘苦平，既能补脾气，又能养胃阴，为清补之佳品；石斛甘微性寒，善养胃阴，生津液，止烦渴。两药合用，可增

▶ 保健功效 ◀

补益脾肺

太子参能补脾肺之气，兼能养阴生津，其性略寒凉，属补气药中的清补之品。用于肺阴亏虚（即肺结核）而致的慢性咳嗽、咳声短促、少痰、痰中带血丝或午后发热等症。此外，体力劳动过度或剧烈活动后出现倦怠乏力、不思饮食、面色萎黄等症，可用太子参。

益气生津

太子参可益气生津，治消渴之效；平素烦渴欲饮、口干舌燥、唇干易裂、皮肤干枯失润者，也可用太子参泡水频饮。

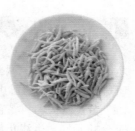

强补脾气、养胃阴、生津液、止烦渴的作用，适用于脾气虚弱，胃阴不足所致的倦怠乏力、食欲不佳、咽干口渴等。

太子参配山药：太子参长于补气生津；山药善于益气养阴。两药配伍，可增强补气、生津、养阴的功效，适用于脾胃被伤、乏力自汗、饮食减少。

【家庭调理药膳】

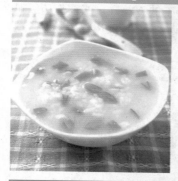

太子参扁豆粥

材料：太子参20克，扁豆20克，粳米150克。
做法：1.用水先煎煮太子参，连煎2次，取两次药汁备用。2.将扁豆切碎，与粳米煮成稀粥，再兑入太子参汁煮沸即可。
功效：健脾养胃、生津化湿，主治胃中烦扰不安、大便溏薄不成形等，久服有充养血气、调和脏腑、润补肌肤的作用。

黄芪——补气固表利尿排毒

黄芪为补气的要药，宜对症而用。应用黄芪补益身体已为各地的人们所喜闻乐见，在千百年来的医疗活动中，创制了多种多样的服用黄芪的方法，如研粉吞服，单味煎汤，煮粥、熬膏、浸酒，制作药膳、菜肴，等等。随着科学保健知识的普及，黄芪补益防老的价值愈发深入人心。

【本草档案】

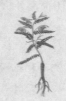

别名：黄耆、戴糁、戴椹、独椹、芰草、蜀脂、绵黄蓍、绵蓍、绵芪、二人抬。

性味归经：味甘，性温。归脾、肺经。

适用体质：气虚、阴虚体质。

用法用量：煎服，10～15克，大剂量30～60克，益气补中宜炙用，其他方面多生用。

服用禁忌：表实邪盛、气滞湿阻、食积停滞、痈疽初起或溃后热毒盛等实证，以及阴虚阳亢者，均须禁服。

【配伍应用】

黄芪配当归： 黄芪有补脾肺之气，以益生血之源；当归有养心肝血之功，以补血和营。两药合用，可增强益气生血的作用，适用于劳倦内伤、肌热面赤、烦渴、脉虚乏力，以及疮疡、血虚发热、气血不足等。

黄芪配人参： 黄芪长于补气升阳，益卫固表，偏于温补固护；人参善于大补元气，生津止渴，偏于滋补强壮。两药配伍，相须为用，适用于气虚所致神疲、食少、自汗等身体虚弱诸证。

黄芪配白术： 黄芪长于益气补虚；白术善于健脾益气。两药配伍，可增强补气健脾的作用，适用于气虚脾弱所致倦怠乏力、气短懒言等。

保健功效

补肺健脾

黄芪，甘温，善入脾胃，为补气升阳之要药。脾气虚弱、倦怠乏力、食少便溏者，可单用熬膏服。本品入肺又能补益肺气，可用于肺气虚弱、咳喘日久、气短神疲者。

益卫固表

气虚自汗、脾肺气虚之人往往卫气不固，而黄芪善于治肺气不足，卫阳不固，亦能补脾肺之气，益卫固表。

利尿

若脾虚水湿失运，以致浮肿尿少者，本品既能补脾益气，又能利尿消肿，标本兼治，为治气虚水肿之要药。

托毒生肌

黄芪能温养脾胃而生肌，补益气血而托毒，在疮疡中期，正虚毒盛不能托毒外达，疮形平塌，根盘散漫者，可用本品补气生血，扶助正气，托脓毒外出。

生津止渴

黄芪能健脾益气，气旺津生，促进津液的生成与输布而有止渴之效，常与天花粉、葛根等品同用，如"玉液汤"（《医学衷中参西录》），还可用于内热消渴证。

【家庭调理药膳】

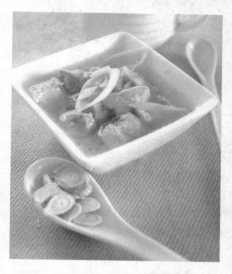

黄芪羊肉汤

材料：炙黄芪30克，羊肉250克，八角、姜、葱、盐、味精适量。

做法：1.先将炙黄芪入锅浓煎2次，每次30分钟，去渣取汁。羊肉用沸水焯洗干净，切块。2.将羊肉放入砂锅中，加入黄芪药汁，再添加适量清水，放入精盐、八角、生姜片、葱段、味精等调料，用小火炖至羊肉熟烂，即可吃肉饮汤。

功效：益气温阳、养血御寒。适用于老年人畏寒怕冷、手足不温、四肢乏力。

黄芪冰糖粥

材料：黄芪20克，陈皮5克，粳米100克，冰糖30克。

做法：1.将黄芪洗净，放入锅中加清水适量，煎煮取汁，反复2次，将药汁混合在一起，放好备用。2.将洗净的粳米与陈皮、红糖放入锅中，倒入黄芪汁，加水适量，小火煮至粥成即可。每日一剂，早、晚温热食用。

功效：健脾和胃、养颜美容、润肤增白。

白术——补气健脾第一要药

白术，是我国传统常用药材，为原"浙八味"之一。原"浙八味"指白术、白芍、浙贝母、杭白菊、延胡索、玄参、笕麦冬、温郁金这八味中药材，由于其质量好、应用范围广及疗效佳而为历代医家所推崇。

【本草档案】

别名：于术、冬术和浙术。

性味归经：味甘、微苦，性温。归脾、胃经。

适用体质：气虚、痰湿体质。主要用于脾胃虚弱、痰饮水肿、自汗盗汗、胎动不安等。

用法用量：煎服，5～15克。燥湿利水宜生用；补气健脾宜炒用；健脾止泻宜炒焦用。

服用禁忌：燥湿伤阴，阴虚内热或津液亏耗燥渴者，不宜服用。

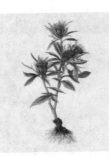

保健功效

健脾益气

白术善治脾气虚弱，卫气不固，表虚自汗，其作用与黄芪相似而力稍逊。善补后天之本，为补气健脾之要药，《千金方》单用本品治汗出不止。易感风邪者，宜与黄芪、防风等补益脾肺及祛风之品配伍，以固表御邪。

化湿利水

白术健脾运湿，苦温燥湿涤饮，长于补气以复脾运，又能燥湿、利尿以除湿邪。

安胎止汗

白术可补气健脾，促进水谷运化以养胎，宜与人参、阿胶等补益气血之品配伍；治脾虚失运，湿浊中阻之妊娠恶阻，呕恶不食，四肢沉重者，治脾虚妊娠水肿，既能补气健脾，又能利水消肿，亦常与健脾利水之品配伍使用。

【配伍应用】

白术配黄芩：白术以益气安胎为长，黄芩善于清热安胎，两药配伍，可增强益气清热，有和阴安胎的作用，适用于素体气虚、里有湿热的胎动不安。

白术配苍术：白术偏于补，健脾之力强，善于健脾燥湿；苍术偏于燥，燥湿之力强，善于燥湿健脾。两药配伍应用，可增强燥湿的作用，适用于寒湿痹痛、带下等症。

白术配杜仲：白术益气安胎见长，杜仲补肾安胎见长。两药合用，可增强益气补肾安胎的作用，适用于肝肾不足、胎元不固引起的胎动不安等。

白术苏叶猪肚粥

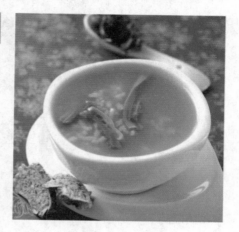

材料：白术20克，苏叶10克，猪肚100克（切片），生姜2片，粳米100克，盐适量。

做法：1.先将白术、苏叶煎熬取汁，猪肚切片用热水焯1分钟去杂质。2.将猪肚与粳米同放入药汁中，加适量清水小火煮40分钟至粥成，最后加入生姜、食盐稍煮即可。

功效：健脾祛风，适用于脾气虚弱型慢性鼻窦炎。

白术糕

材料：白术粉150克，糯米粉500克，白糖适量。

做法：1.将白术粉、糯米粉、白糖和匀，加水适量，揉成面团。2.将面团放笼内，用武火蒸20分钟，出笼即成。

功效：白术补气健脾，糯米补脾胃、益肺气。二者经加工成糕，有补脾、健胃、益气的功效。用于脾胃气虚、胃气不和所致的食欲不振及泄泻等症。

山药——补脾益气，生津益肺

山药因其营养丰富，自古以来就被视为物美价廉的补虚佳品，既可做主粮，又可做蔬菜，还可以制成糖葫芦之类的小吃。年老多病、身体虚弱、虚劳咳嗽、遗精盗汗、慢性腹泻、患糖尿病的中老年人，最宜食用山药。

【本草档案】

别名：山药、怀山药、土薯、山薯、玉延。

性味归经：味甘，性平。归脾、肺、肾经。

适用体质：气虚、阴虚体质。

用法用量：内服：煎汤，15～30克，大剂量可用至250克；或入丸、散。外用：适量，捣敷。补阴宜生用，健脾止泻宜炒黄用。

服用禁忌：湿盛中满或有实邪、积滞者禁服。

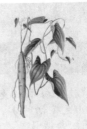

保健功效

补脾益气

山药性兼涩，能平补气阴，多用于脾虚食少、体倦便溏，及妇女带下，儿童消化不良引起的泄泻等。

生津益肺

山药补肺之力较和缓。

补肾涩精

山药不仅能补肾气，兼能滋养肾阴，多用于肾气虚导致的腰膝酸软、夜尿频多或遗尿、体消瘦、腰膝酸软、遗精等症。

生津止渴

山药，可用于阴虚内热、口渴多饮、小便频数的消渴证。

【配伍应用】

山药配党参：山药善于补脾益阴，党参善于补脾益气。两药合用，可增强补脾益气、养阴生津的作用，适用于脾胃虚弱，胃阴不足的食少纳呆、体倦乏力或泄泻等。

山药配芡实：山药甘平，补脾益肾，收涩止泻见长；芡实甘涩平，善于益肾固精，收涩止带。两药配伍，可增强补脾益肾、收涩止泻、固精止带的作用，适用于脾肾两虚之泄泻、遗精、白带、小便不禁等。

山药配锁阳：山药能滋肾涩精，平补阴阳；锁阳能补肾助阳，强筋壮骨。两药配伍应用，补肾助阳，涩精止遗的作用增强。适用于肾阳不足，精关不固、遗精滑精等。

山药配苏子：山药既能补益肺肾，又能纳气平喘；苏子能下气消痰，又能止咳平喘。两药配伍，可增强滋肾补肺、止咳平喘的作用，适用于肺肾两虚、摄纳无权所致的虚喘等。

【家庭调理药膳】

山药粥

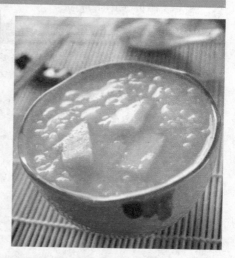

材料：干山药50克（或鲜山药100克），粳米100克。

做法：1.将山药去皮洗净切块与，粳米淘洗干净。2.两者一起放入锅内，加清水，先以武火煮沸，继以文火煎熬20～30分钟，以米熟为度。做早、晚餐，温热服食。

功效：补益脾胃、滋养肺紧，适用于脾胃虚弱所致的食少、久泻久痢和肺肾亏虚所致的干咳少痰、潮热盗汗等症。

山药竹笋肉片汤

材料：猪肉250克，怀山药、竹笋各50克，紫菜5克，冬瓜200克，鲜汤1600毫升，木耳25克，姜、香油、酱油、味精、盐、湿淀粉、葱各适量。

做法：1.冬瓜洗净、去皮瓤，切成厚片；怀山药去皮洗净切成片。竹笋洗净切成薄片；木耳泡发；姜去皮洗净拍破；将香油、味精、湿淀粉在碗中调匀备用。2.猪肉洗净，切成薄片，放入碗中，加入调好的淀粉。3.将锅置大火上，放入鲜汤、姜，沸后再放入怀山药、竹笋，冬瓜，煮至竹笋熟软后再放入肉片、紫菜、木耳，用筷子轻轻搅动使肉片滑散，继煮至肉熟，加入盐、酱油、葱花等调味即成。

功效：降血压、降脂、抗衰、减肥、美容。其中竹笋营养丰富，内含16种氨基酸，具有补益功能，对失眠虚热和肥胖症有明显作用。

白扁豆——补虚止泻，药食两用的佳品

白扁豆亦药亦食。明朝的李时珍也曾说："嫩时可充蔬食材料，老则收子煮食。"其所含的营养，对人体肌肉、骨骼以及神经系统颇有裨益，可用来治疗胃肠病及便秘，对高血脂、高血压以及心血管病也有辅助治疗作用，故被称为"老年人延年益寿的补品"。因为白扁豆中含有一种凝血物质及溶血性皂素，如生食或半生不熟即服用，会在食后 3 ~ 4 小时引起头痛、头昏、恶心、呕吐等中毒反应。

【本草档案】

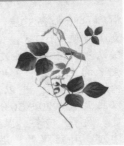

别名：藊豆、白藊豆、南扁豆、沿篱豆、蛾眉豆、羊眼豆、小刀豆。

性味归经：味甘、淡，性温、平。归脾、胃经。

适用体质：气虚、痰湿体质。

用法用量：煎服，10 ~ 20 克。健脾止泻宜炒用，消暑解毒宜生用。

服用禁忌：患寒热病者，不可食。

保健功效

补气健脾

白扁豆药性温和，补气健脾，补而不滞，兼能化湿，适用于脾虚湿滞，食少、便溏或泄泻。

健脾化湿

白扁豆能健脾化湿以和中，性虽偏温，但无温燥助热伤津之弊，夏日暑湿伤中，脾胃不和，易致吐泻，故可用本品治疗暑湿吐泻。

【配伍应用】

白扁豆配山药：白扁豆以和中化湿见长；山药善于补脾益阴。两药配伍，可增强健脾止泻的作用，适用于脾虚泄泻、食欲不振、倦怠乏力及妇女带下等。

白扁豆配藿香：白扁豆能和中止泻；藿香能发散理气。两药配伍，解暑、和中、化湿的作用增强，适用于伤暑吐泻等。

白扁豆配香薷：白扁豆甘温，长于补脾和胃，芳香化湿消暑；香薷辛温，善于发汗解表，芳香化湿祛暑。两药配伍应用，可增强化湿解暑的作用，适用于暑令外感于寒，内伤暑湿所致恶寒发热、头重身倦、脘痞吐泻等。

【家庭调理药膳】

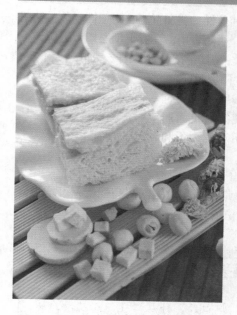

五白糕

材料：白扁豆50克，山药50克，白茯苓50克，莲子50克，白菊花15克，面粉200克，白糖适量。

做法：1.将白扁豆、莲子、茯苓、菊花、山药磨成细粉。2.将面粉和五种药物细粉拌匀，加水和面，加鲜酵母菌揉匀发酵，发好后揉入白糖，上笼蒸30分钟，熟后出笼切成块状即成。

功效：健脾湿、增白润肤，用于治疗妇女面部黄褐斑（蕴湿型），还适用于体虚瘦弱、乏力、营养不良、泄泻等病症。健康人食之，增强防病抗病能力。

甘草——调和诸药，药中"国老"

甘草主要用于补脾益胃、解毒、解酒、解渴、止咳等症，但长期使用会引起水肿、高血压等。在烹饪中，甘草或甘草汁可用来代替砂糖，在正常使用量下是安全的，不会影响身体的健康。

【本草档案】

别名：甘草、生草、生甘草、炙草、炙甘草、草梢、甘草梢、生草梢。

性味归经：味甘，性平。归心、肺、脾、胃经。

适用体质：气虚、血虚体质。

用法用量：内服：煎汤，2～6克，调和诸药用量宜小，作为主药用量宜稍大，可用10克左右；用于中毒抢救，可用30～60克。凡入补益药中宜炙用，入清泻药中宜生用。外用：适量，煎水洗、渍；或研末敷。

服用禁忌：湿浊中阻而脘腹胀满、呕吐及水肿者禁服。长期大量服用可引起脘闷、纳呆、水肿等，并可产生假醛固酮症。反大戟、羌花、甘遂、海藻。

【配伍应用】

甘草配附子： 甘草性甘平，能缓和药性，调和百药；附子性辛热，纯阳燥烈，有回阳救逆，补火助阳之功效。两药合用，具有上助心阳以通脉，下补肾阳以益火的作用，适用于阳气衰微，阴寒内盛，或大汗、大吐、大下后，见冷汗自出、四肢厥逆、脉微欲绝等亡阳厥脱证。

甘草配白芍： 甘草甘平；白芍酸寒。两药合用，取其甘酸化阴，以敛阴养血，使津血足而筋脉得养，达到缓急止痛的目的。适用于气血不和的腹痛、筋脉挛急等。

甘草配蒲公英： 甘草甘平，长于清热解毒，缓急止痛；蒲公英甘寒，善于清热解毒，消痈散结。两药配伍，可增强清热解毒的作用，适用于疮痈肿毒、外伤疮口红肿，内服或外洗均有效。

保健功效

益气补中

甘草性甘平，炙用温而补中，归心经，补益心气，以鼓动血脉，有益气通脉之效，故可治心气不足、脉结代者。益气健脾，常用于脾胃气虚，倦怠乏力少便溏。

润肺止咳

甘草甘润平和，归肺经，补益肺气，润肺止咳，外感内伤、寒热虚实均可应用。

清热解毒

甘草生用性凉，具有清热解毒，消肿利咽之功，多用治热毒疮疡，咽痛喉痹之证。

缓急止痛

甘草味甘，缓急止痛，既可治脾胃虚寒，脘腹挛急作痛，又可治阴血不足，筋失所养，挛急转筋疼痛。甘草善止痉中痛，尤以生草梢为佳，可直达痉中而止痛，故常用于心热移于小肠之溲赤涩痛。

调和诸药

甘草性甘平，药性和缓，能升能降，能浮能沉，故可与寒热温凉补泻等各类药物同用，有缓和药性、调和百药之功。

【家庭调理药膳】

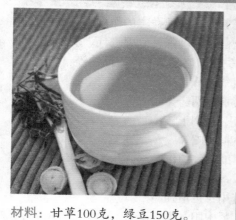

薄荷甘草茶

材料：甘草3克，薄荷10克，白糖适量。

做法：1.将薄荷、甘草分别洗净，放入杯内。2.加入白糖，冲入沸水冲泡，当茶饮用。

功效：薄荷具有疏风、散热、辟秽的功效，与甘草共制成此茶，适用于夏感暑热、头昏、发热、咳嗽痰多、黄稠、口渴、尿赤等症。

甘草解毒汤

材料：甘草100克，绿豆150克。

做法：1.将甘草、绿豆分别洗净，放入砂锅内，加水适量。2.煮沸30分钟后改小火熬至绿豆烂熟，滤出取汁即成。

功效：绿豆有清热解毒的功效，与甘草共制成此汤，其解毒功效更强。多用于食物及药物中毒、醉酒。

刺五加——益气健脾，延年益寿

刺五加自古即被视为具有添精补髓及抗衰老作用的良药。刺五加的作用特点与人参基本相同，具有调节机体紊乱，使之趋于正常的功能。有良好的抗疲劳作用，较人参显著，并能明显的提高耐缺氧能力，久服"轻身耐劳"。春天采摘嫩芽可食用，是优质的山野菜，也可以将马铃薯切成细条与五加嫩芽炒菜，味美、可口。

【本草档案】

别名：五加皮、五加参、刺五甲、南五加皮、五谷皮、红五加皮。

性味归经：味甘、微苦，性温。归脾、肺、心、肾经。

适用体质：气虚、阳虚体质。

用法用量：煎服，9～27克。目前多作片剂、颗粒剂、口服液及注射剂使用。

服用禁忌：阴虚火旺者慎用。

【配伍应用】

刺五加配酸枣仁：刺五加有益气养血、安神益志的作用，酸枣仁具有养心益肝、宁心安神的功效。两药配伍，可增强补心脾之气、安神益志的作用，适用于心脾两虚，心神失养之失眠、健忘、心悸、怔忡等。

刺五加配太子参：刺五加善于益气健脾、补肾安神；太子参善于补气生津、健脾益肺。两药合用，可增强益气健脾、补肾益肺的作用，适用于肺脾气虚所致的体倦乏力、不思饮食、久咳虚喘等。

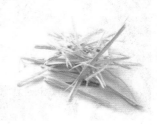

刺五加配杜仲：刺五加不仅有温助阳气的作用，还有强健筋骨的作用；杜仲甘温，具有补益肝肾、强筋健骨的功效。两药配伍应用，可增强温肾助阳、强筋健骨的作用，适用于肾中阳气不足，阳痿者。

保健功效

益气健脾

刺五加有补脾气益肺气的功效，并略有祛痰平喘之力，治疗脾肺气虚、体倦乏力、食欲不振、久咳虚喘者，单用有效。

温补肾阳

刺五加甘温，能温助阳气，强健筋骨。

养心安神

刺五加能补心脾之气，并益气以养血，安神益志。

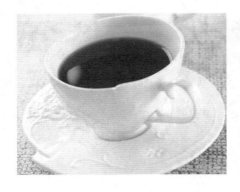

刺五加茶

材料：刺五加30克，红糖适量。

做法：将刺五加洗净、切段，放砂锅内，加入3杯水，煎30分钟，将药汁倒入杯中，分4次用红糖调味饮用。

功效：强壮身体、延年益寿。

防衰茶

材料：刺五加8克，灵芝10克，淫羊藿6克。

做法：将刺五加、灵芝、淫羊藿分别去杂洗净，入杯中用沸水冲泡，当茶饮用。

功效：补肾壮阳、防衰延年。适用于老人两目昏花、中年人健忘、阳痿、腰膝酸软等症。

绞股蓝——补气延寿，"秦巴人参"

绞股蓝可以预防各种疾病，民间有"北有长白参，南有绞股蓝"的传诵。

【本草档案】

别名：五叶参、七叶参、小苦药、公罗锅底、神仙草、甘茶蔓。

性味归经：味甘、苦，性寒。归脾、肺经。

适用体质：气虚、阴虚体质。

用法用量：煎服，10～20克，亦可泡服。

服用禁忌：虚寒证忌服。

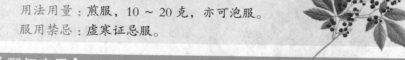

【配伍应用】

绞股蓝配山茱萸：绞股蓝能补气益阴，又能补肾涩精；山茱萸能补益肝肾，涩精缩尿。两药配伍，可增强补肾涩精的作用，适用于肾虚失固、梦遗滑精等。

保健功效

益气健脾

绞股蓝味甘入脾，能益气健脾。

化痰止咳

绞股蓝能益肺气，清肺热，又有化痰止咳之效。

养心安神

绞股蓝能补益气阴，养心安神，对于案牍劳累、心气不足、心阴亏损，以及劳伤心脾和气血双亏引起的心悸失眠、健忘多梦，倦怠乏力尤为适宜。

绞股蓝配川贝母：绞股蓝具有益肺清热、化痰止咳的作用，川贝母具有清热化痰、润燥止咳的功效。两药合用，可增强养阴润肺、化痰止咳的作用，适用于气阴两虚，肺中燥热所致咳嗽痰黏等。

绞股蓝配半夏：绞股蓝具有益肺清热、化痰止咳的作用，半夏具有燥湿化痰、降逆止呕的功效。两药伍用，可增强补肺益气、燥湿化痰的作用，适用于肺气虚弱而痰湿内盛之咳嗽痰多等。

【家庭调理药膳】

绞股蓝炒鸡丝

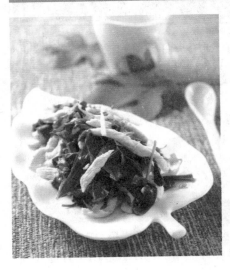

材料：嫩绞股蓝茎叶200克，鸡肉150克，植物油、葱花、姜丝、料酒、精盐各适量。

做法：1.将绞股蓝去杂洗净切段。鸡肉洗净切丝。2.油锅烧热，下葱、姜煸香，放入鸡丝煸炒，加入适量水、精盐、料酒，炒至鸡肉熟烂。3.投入绞股蓝炒至入味，点入味精，出锅即成。

功效：鸡肉具有温中益气、补精添髓的功效，与绞股蓝共制具有补中益气、补肾润肺的功效。适用于体虚瘦弱、腰膝酸软、失眠、咳嗽、支气管炎、小便频数等症。

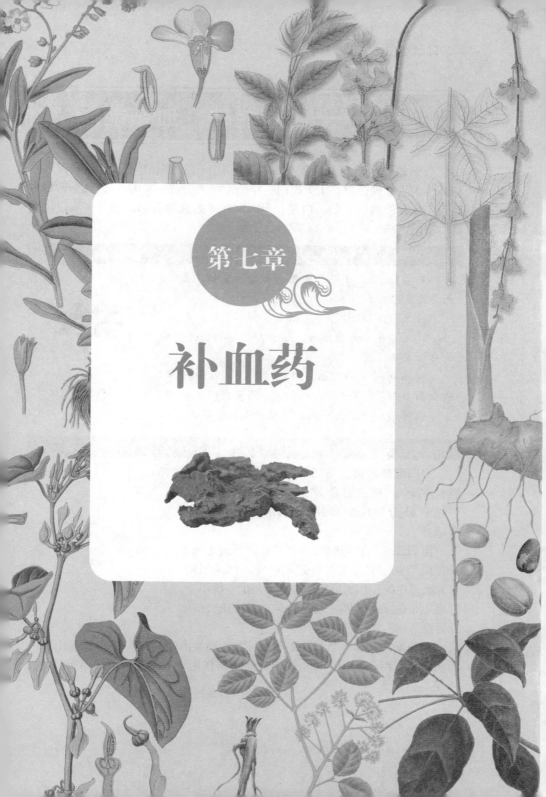

第七章

补血药

当归——血虚能补，血枯能润

当归调血是治疗女性疾病的良药。民间有一则谜语："五月底，六月初，佳人买纸糊窗户，丈夫出门三年整，寄来书信一字无。"谜底是四种中药：半夏、防风、当归、白芷。当归寄托了思念和盼归的情思，所以说它是"有情之药"。

【本草档案】

别名：乾归、山蕲、文无、白蕲、秦归、云归、西当归、岷当归。

性味归经：味甘、辛，性温。归心、肝、脾经。

适用体质：血虚体质，妇女月经不调合并便秘的患者尤其适用。

用法用量：内服 5 ~ 15 克。补血用当归身。破血用当归尾，和血（补血活血）用全当归。

服用禁忌：湿盛中满、大便泄泻者忌服。

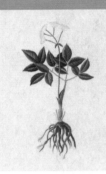

【配伍应用】

当归配熟地黄：当归既能补血且能行血调经；熟地黄补血且能填精益髓。两药配伍，可增强补血养阴的作用，适用于血虚兼有阴虚诸证。

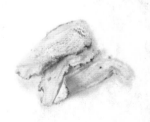

当归配白芍：当归以养血柔肝、行血止痛见长；白芍善于养血柔肝、敛阴止痛。两药伍用，有养血理血的作用，适用于心血不足的心悸不宁，肝血不足的头晕耳鸣、筋脉挛急，血虚血瘀的妇女月经不调、痛经等。

当归配肉苁蓉：当归长于养血补血、润燥滑肠，肉苁蓉善于补阳益阴、润肠通便。两药合用，可增强温润通便的作用，适用于阴虚气弱所致的便秘等。

保健功效

补血活血

当归甘温质润，善于补血，为补血之圣药。

温通经脉

当归补血活血，调经止痛，常与补血调经药同用，既为补血之要剂，又为妇科调经的基础方。

消肿止痛

散寒止痛

润肠通便

可补血以润肠通便，用来治血虚肠燥引起的便秘。

【家庭调理药膳】

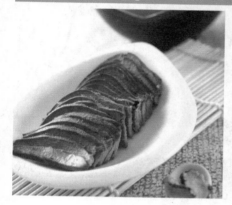

当归肝

材料：当归10克，羊肝或猪肝60克。

做法：将当归与肝入砂锅中同煮，肝熟后切片，可佐餐而食，以15～20天为一疗程。

功效：益肝、明目、养血，适用于因肝血不足而致之头目昏眩，两眼视物模糊，不能久视，双目疼痛，夜盲，双目红赤肿胀者慎用。

何首乌——养血填精补肝肾

何首乌最有名的功效即乌发，其实它还有更重要的养生功效，古时被用于外科消肿解毒，所以别名中有疮帚、红内消等。

【本草档案】

别名：地精、紫乌藤、九真藤、马肝石、交茎、交藤、夜合、桃柳藤、陈知白。

性味归经:制首乌味甘、涩,性微温,归肝、肾经。生首乌味甘、苦,性平,归心、肝、大肠经。

适用体质:血虚体质。

用法用量:内服:煎汤,10～20克;熬膏、浸酒或入丸、散。外用:适量,煎水洗、研末调涂。养血滋阴,宜用制何首乌;润肠通便、祛风截疟、解毒,宜用生何首乌。

服用禁忌:大便溏泄及有湿痰者慎服。忌铁器。

保健功效

补益精血

制首乌善补肝肾、益精血、乌须发。

固肾乌须

用治肝肾亏虚、腰膝酸软、头晕目花、耳鸣耳聋。

截疟解毒

生首乌有截疟、解毒之效。

润肠通便

可治年老体弱之人血虚肠燥便秘。

【配伍应用】

何首乌配人参:何首乌善于补肝养血;人参善于补气健脾。两药配伍,补肝养血、益气健脾的作用增强,适用于疟久不愈、气血两虚等。

何首乌配连翘:何首乌不仅补益精血,兼具解毒的功效;连翘善于清热解毒、消痈散结。两药配伍应用,可增强解毒散结的作用,适用于瘰疬疮肿等。

何首乌配怀牛膝:何首乌以补益肝肾、益精养血见长;怀牛膝善于补益肝肾、强筋健骨。两药配伍,可增强补益肝肾、益精养血、强筋壮骨的作用,适用于肝血不足所致的头晕、目眩、肢体麻木等。

何首乌配桑寄生:何首乌偏于补肝养血,桑寄生偏于养血润筋。两药配伍,可增强滋肾柔肝、益精养血的作用,适用于肝肾亏虚之腰膝酸软、头晕眼花、耳鸣耳聋等。

【家庭调理药膳】

参芪首乌精

材料：制首乌200克，党参250克，黄芪250克，白糖500克。

做法：1.全部药材用冷水浸透，大火煮沸，沸后改为文火，每半小时取一次药液，共煎3次。2.将3次煎液混合，去药渣，再继续用文火煎熬浓缩，到稠如膏时停火。

功效：益气养精、养血安神。

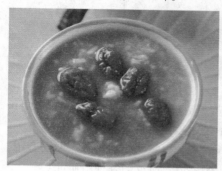

仙人粥

材料：制何首乌30克，红枣5枚，粳米100克，红糖适量。

做法：1.将制何首乌放在砂锅内，加水适量，煎取浓汁去渣。2.药液中放入粳米、红枣，煮至粥将成时，放入少许红糖调味即成。

功效：补气益精、养血安神。

阿胶——补血活血，补虚润肺

阿胶至今已有2500多年的历史。《本草纲目》云："凡造诸胶，自十月至二三月间，用牸牛、水牛、驴皮者为上，猪、马、骡、驼皮者次之，其旧皮、鞋、履等物者为下。俱取生皮，水浸四五日，洗刮极净。"阿胶与人参、鹿茸并称"滋补三大宝"，滋阴补血、延年益寿。

【本草档案】

别名：驴皮胶、傅致胶、盆覆胶。

性味归经：味甘，性平。归肺、肝、肾经。

适用体质：血虚体质。

用法用量：入汤剂，5～15克，烊化光服；止血常用阿胶珠，可以同煎。

服用禁忌：本品性滋腻，有碍消化，胃弱便溏者慎用。

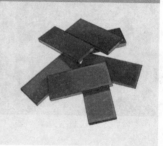

保健功效

补血

阿胶甘平质润，为补血要药，称为血肉有情之品，多用治血虚诸证，尤以治疗出血而致血虚为佳。

止血

阿胶味甘质黏，为止血要药。

滋阴润燥

阿胶滋阴润肺。

【配伍应用】

阿胶配人参：阿胶善于补血滋阴，润肺止血，为补血的要药；人参善于大补元气，益肺止咳，为补气的要药。两药配伍，可补血滋阴，益肺止咳，止血的作用增强，适用于肺气阴不足之咳嗽、咯血等。

阿胶配白芍：阿胶以补血止血见长，白芍以敛阴止血见长。两药合用，可增强滋阴养血、止血的作用，适用于阴虚血少所致的各种出血证。

阿胶配白术：阿胶以补血止血见长，白术善于补气健脾。两药合用，可增强补气健脾、补血止血的作用，适用于脾气虚寒所致便血或吐血等。

【家庭调理药膳】

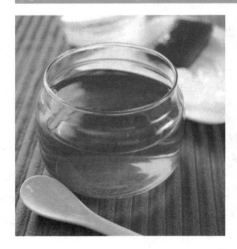

冰糖阿胶

材料：阿胶500克，冰糖1000克。

做法：将阿胶放在锅内，加入适量清水，用文火炖煮烊化，投入冰糖，溶化和匀，待冷后，盛入瓶内备用。每服2毫升，1日2次，温开水送服。

功效：滋阴补血、调经止血。适用于血虚所致的面色萎黄、发少稀黄、心慌气短、眩晕心悸、月经量多等。

鸡子阿胶酒

材料：阿胶40克，柴鸡蛋4枚，米酒500克，盐适量。
做法：1.先将鸡蛋打破，按去清取黄，放入碗中备用。2.将米酒倒入砂锅中，置火煮沸，放入阿胶，待其化尽后再下鸡蛋黄、盐，拌匀。3.煮沸后离火，待冷后贮入干净器皿中。每日早、晚各1次，每次随量温饮。
功效：补虚养血、滋阴润燥、止血。适用于虚劳咳嗽、吐血、便血、子宫出血等病症。

鸡血藤——通筋活络，补血养血

在西双版纳密林中或石灰山沟谷季雨林的悬崖上，长着一种会流血的植物，清代著名医学家赵学敏曾记录到："乃藤汁也，似鸡血，每得一茎，可得汁数升，干者极似山羊血，取药少许投入汤中，有一线如鸡血走散者真。"人们称它为鸡血藤。藤供药用，有行气、扶风、活血的效用；根入药，有舒筋活血的功能，也有杀虫的作用。

【本草档案】

别名：山鸡血藤、血风藤、马鹿藤、紫梗藤、猪血藤、九层风、红藤、活血藤、大血藤、血龙藤、过岗龙、五层血。

性味归经：味苦、甘，性温。归肝经。

适用体质：血虚、血瘀体质。

用法用量：煎服，10～15克，大剂量可用30克，或浸酒服，或熬成膏服。

服用禁忌：阴虚火亢者慎用。

【配伍应用】

鸡血藤配黄芪：鸡血藤甘苦，能行血补血；黄芪甘温，能补中益气，以滋生血之源。两药伍用，守走兼备，寓通于补。适用于血虚不能养筋、瘀血阻滞经络所致的肢体麻木、腰膝酸痛、中风瘫痪。

鸡血藤配独活：鸡血藤能舒筋活络；独活能祛风湿、通痹止痛。两药伍用，鸡血藤能增强独活之祛风湿、止痹痛的功效，适用于风湿痹痛、肢体麻木等。

保健功效

行血补血

鸡血藤苦而不燥，温而不烈，性质和缓，善于行血散瘀，调经止痛，又兼补血作用，凡妇人血瘀、血虚之月经病症均可应用。

调经

鸡血藤味甘能补，味苦泄降，入肝经血分，既有行血散瘀、调经止痛之用，又兼有补血养血之功，常用于治疗血瘀或血虚所致的月经不调、经闭、痛经、经行不畅等。

舒筋活络

鸡血藤行血养血，舒筋活络，为治疗经脉不畅、络脉不和病症的常用药。治中风手足麻木、肢体瘫痪，常配伍益气活血通络药，如黄芪、丹参、地龙等药。

鸡血藤配当归：鸡血藤善于行血散瘀，当归善于补血养血。两药伍用，使行血不破，补血不滞，活血补血，增强调经止痛作用功效，适用于血瘀兼血虚之月经不调、经闭痛经、经行不畅。

【选购与储存】

一般来说，藤茎略呈扁圆柱形，以中等条粗如竹竿、略有纵棱、质硬、色棕红、刀切处有红黑色汁痕为佳。鸡血藤在储存时置通风干燥处，防霉，防蛀。

【家庭调理药膳】

鸡血藤酒

材料：鸡血藤100克，白酒1500克。

做法：将鸡血藤洗净切片，放入盛酒的坛内，密封好，10日后即可饮用。

功效：补肾温经、通络养筋，用于治疗肾阳不足的腰膝病、筋骨酸痛。

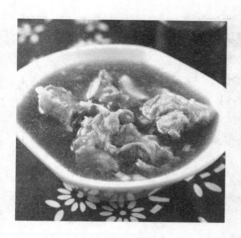

鸡血藤炖肉方

材料：鸡血藤干品10～15克，瘦猪肉150克，葱、姜、盐、植物油适量。

做法：1.猪肉切块，葱切段，姜切片。2.油锅加热，放入葱、姜煸出香味，放入肉块，翻炒2分钟，再加入适量盐，鸡血藤干品和适量水同煮，大火煮沸后，改小火炖至肉烂，食肉服汤。每日1次，5天为一疗程。

功效：养血补肝、搜风通络。

熟地黄——补血养阴，填精益髓

生地黄蒸至黑润即为熟地黄，被历代医家奉为"滋真阴，补精血"之圣药，也是四大怀药（指古怀庆府即今河南焦作产的山药、牛膝、地黄、菊花等四大中药）之一。

药用"填骨髓、长肌肉、生精血、补五脏、利耳目、黑须发、通血脉"，系祛病延年之佳品。

【本草档案】

别名：熟地。

性味归经：味甘，微温。归肝、肾经。

适用体质：阴虚体质。

用法用量：内服：煎汤，10～30克；或入丸、散；或熬膏、浸酒。

服用禁忌：气滞痰多、脘腹胀痛、食少便溏者忌服。重用久服宜与陈皮、砂仁等同用，以免黏腻碍胃。

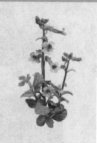

【配伍应用】

熟地黄配山药：熟地黄善于补血养阴、填精益髓，山药善于补脾益阴、益肾固精。两药配伍，滋阴补肾、固精止遗的作用增强，适用于肾虚遗精、遗尿等。

保健功效

补血养阴

　　熟地黄甘温质润，补阴益精以生血，为养血补虚之要药。治疗血虚萎黄，眩晕，心悸，失眠及月经不调、崩中漏下等，常与当归、白芍、川芎同用，若崩漏下血而致血虚血寒、少腹冷痛者，可与阿胶、艾叶等补血止血、温经散寒药同用，若心血虚、心悸怔忡，可与远志、酸枣仁等安神药同用。

填精益髓

　　熟地黄质润入肾，善滋补肾阴、填精益髓。古人云其"大补五脏真阴"。

　　熟地黄配砂仁：熟地黄既能补血养阴，又能填精益髓；砂仁既能化湿行气，又能温中止泻。两药合用，可增强补血养阴、填精益髓、化湿行气的作用，适用于血少、肾精亏损、胃气不和等。

　　熟地黄配麻黄：熟地黄以补血养阴、填精益髓见长，麻黄善于发汗平喘、散寒通滞。两药配伍应用，可增强补肾填精、散寒通滞的作用，适用于寒湿阻碍之阴疽、贴骨疽、流注，以及肾虚寒饮喘咳，妇女经期哮喘等。

【家庭调理药膳】

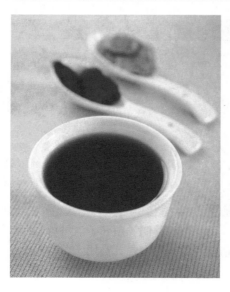

二地膏

材料：熟地黄500克，干地黄500克，蜂蜜1000克。

做法：1.将熟地黄、干地黄洗净，切碎，一并放入砂锅内，加入清水浸泡12小时。2.浸泡后加水煎煮3次，第1次3小时，第2、第3次各2小时，分次滤取药液，合并滤液，用文火煎熬至膏状。3.加入蜂蜜调匀，用文火浓缩成膏。每次15克，1日2次，白开水化服。

功效：滋阴凉血、补血生血，适用于精血亏虚、形体消瘦、腰脊酸楚、脚软乏力等。

熟地补血汤

材料： 熟地黄15克，当归12克，白芍药10克，鸡血藤15克。

做法： 1.将以上四味补药洗净，加入清水，浸渍2小时，煎煮40分钟，取汁温服。2.药渣再加清水，煎煮30分钟，取汁再服。每日1剂，早晚各服1次。

功效： 补益精血、滋养肝肾，适用于血虚心悸、头晕、目眩、闭经、面色无华等。

白芍——养血敛阴，柔肝止痛

芍药是我国的传统名花，自古以来被誉为"花相""花中皇后"。宋朝诗人陆佃在《埤雅》中写道："今群芳中牡丹品评为第一，芍药第二，故世谓牡丹为花王，芍药为花相。"白芍为芍药科植物芍药及毛果芍药的干燥根，芍药做药已经有2000多年的历史，早在公元前6世纪的《诗经·郑风》中即有记载，为临床常用的补血、止血的中药。

【本草档案】

别名：白芍药、金芍药、杭芍、毫芍、将离、犁食、余容。

性味归经：味苦、酸、甘，微寒。归肝、脾经。

适用体质：血虚、阴虚体质。

用法用量：内服：煎汤，5～12克；或入丸、散。大剂量可用15～30克。平肝阳宜生用，养肝柔肝宜炒用。

服用禁忌：虚寒之证不宜单独应用。反藜芦。

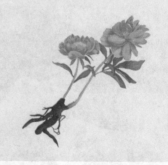

【配伍应用】

白芍配枸杞子： 白芍善于养血柔肝、缓急止痛，枸杞子善于补肾益精、养肝明目。两药配伍，可增强补肾益精、养血柔肝的作用，适用于头目眩晕、口干目涩、心悸失眠等。

白芍配附子： 白芍既能养血柔肝，又能缓急止痛，附子既能温肾壮阳，又能散寒止痛。两药配伍，可增强养血柔肝、散寒止痛的作用，适用于便

养血敛阴

芍药，味酸，收敛肝阴以养血，用常治肝血亏虚，面色苍白，眩晕心悸，或月经不调，崩中漏下，可与熟地、当归等同用。若血虚有热，月经不调，可配伍黄芩、黄柏、续断等药，若崩漏，可与阿胶、艾叶等同用。

柔肝止痛

芍药酸敛肝阴，养血柔肝而止痛。

平抑肝阳

芍药养血敛阴、平抑肝阳，常配牛膝、代赭石、龙骨、牡蛎等，如镇"肝息风汤""建饭汤"（《医学衷中参西录》）。

溏腹痛、汗多肢寒、舌红苔白、脉弦数等。

白芍配生姜：白芍能养血柔肝；生姜能善于温胃。两药配伍，可增强养血散寒的作用，适用于血虚有寒、行经腹痛或产后腹痛等。

【家庭调理药膳】

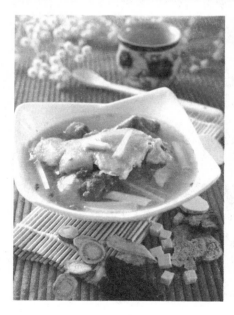

八宝鸡

材料：白芍、党参、茯苓、炒白术各5克，熟地黄、当归各7.5克，川芎、甘草各3克，2500克母鸡一只，橄榄油、猪杂骨各750克，姜、葱、料酒、味精、食盐适量。

做法：1.上述中药装入洁净纱布袋中，母鸡宰杀后去毛及内脏，洗净；杂骨捣碎；生姜拍裂；葱切成段。2.将橄榄油、鸡肉、药袋、杂骨、少许盐放入铝锅内，加水适量，先用武火烧开，打去浮沫，加入葱、姜、料酒，改用文火煨炖烂，取出药袋不用，捞出鸡肉，再放入锅内加入味精即成，随量食用。

功效：调补气血。

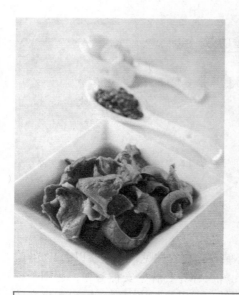

白芍枣仁炒猪心

材料：白芍药15克，炒酸枣仁15克，猪心150克，葱段、姜片、料酒、精盐、白糖、酱油适量。

做法：1.将白芍洗净，与枣仁同装纱布袋中扎口。将猪心洗净切片。2.将猪心、药袋、料酒、精盐、白糖、酱油、葱、姜同放入炖盅内，加适量清水，放入笼内，蒸至猪心熟而入味，出笼拣去药袋、葱、姜即成。

功效：养心安神、补心养肝，可用于胸腹疼痛、心神不安、失眠、神经衰弱等病症。

龙眼肉——补益心脾，养血安神

　　《本草纲目》中记载："龙眼，龙目，象形也。"早在汉朝时期，龙眼就已作为药用。李时珍说"龙眼大补"，"食品以荔枝为贵，而资益则龙眼为良"。至今，龙眼仍然是一味补血安神的重要药物，清代著名医学家王士雄称赞龙眼为"果中神品"。

【本草档案】

　　别名：龙眼、龙目、圆眼、益智、亚荔枝、荔枝奴、骊珠、燕卵、蜜脾、鲛泪、桂圆肉。

　　性味归经：味甘，温。归心、脾经。

　　适用体质：血虚体质。

　　用法用量：煎服，10～25克。

　　服用禁忌：湿盛中满或有停饮、痰、火者忌服。

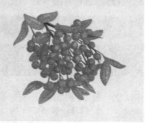

【配伍应用】

　　龙眼肉配当归：龙眼肉善于补心安神、养血益脾，当归善于养血活血、调经止痛。两药配伍，可增强养血活血、补心安神的作用，适用于血虚失

保健功效

补益心脾

龙眼肉，能益气血、补心脾、安神，多用于治疗年老体衰、产后、大病之后气血亏虚；可单服本品，如"玉灵膏"（《随息居饮食谱》），即单用本品加白糖蒸熟，开水冲服。

养血安神

龙眼肉甘温，善补心安神、养血益脾，既不滋腻，又不壅滞，为滋补良药，故适用于思虑过度、劳伤心脾所致的惊悸怔忡，失眠健忘，食少体倦及脾虚气弱等症。

眠、健忘多梦、惊悸怔忡及眩晕等。

龙眼肉配人参：龙眼肉以补益心脾、养血安神见长，人参以大补元气、安神益智见长。两药伍用，可大补元气、补养心脾、安神益智，适用于思虑过度，劳伤心脾之惊悸怔忡、失眠健忘，以及脾虚气弱、统摄无权之崩漏便血等。

龙眼肉配柏子仁：龙眼肉甘温，能养血安神，柏子仁甘平，能养阴安神。两药合用，养心安神的作用更加显著，适用于心悸怔忡、心烦意乱、多梦少寐等。

龙眼肉配石菖蒲：龙眼肉长于养血安神，石菖蒲善于醒神开窍。两药配伍应用，可增强养心醒神的作用，适用于心血虚、心气不足导致的健忘、头晕、神疲等。

龙眼肉配百合：龙眼肉能养血安神，百合善于清心安神。两药配伍，可增强安神镇静的作用，适用于失眠多梦、心悸怔忡等。

【家庭调理药膳】

桂圆莲子粥

材料：桂圆肉30克，莲子30克，红枣10枚，糯米60克，白糖适量。

做法：1.将桂圆肉去杂洗净，莲子用水泡发。红枣去核洗净。糯米淘洗干净。2.将莲子、红枣、糯米同入铝锅，加水适量，煮沸至莲子熟透，加入桂圆肉再煮至成粥，服用时加入白糖搅匀即成。

功效：益心宁神、养心扶中、健脾补胃。适用于心阴血亏，脾气虚弱而引起的心悸、怔忡、健忘、少气、面黄肌瘦、便溏等病症，健康人食用益智健脑、泽肤健美、延年益寿。

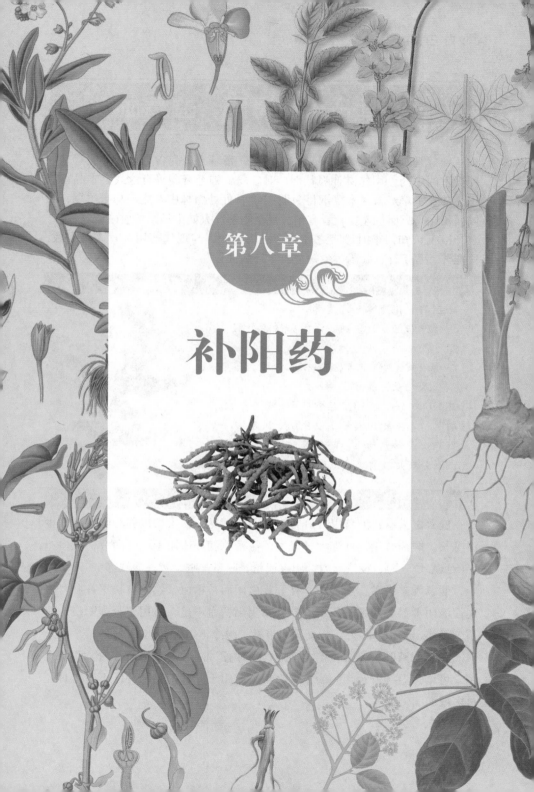

第八章

补阳药

鹿茸——补肾阳，益精血

鹿茸是雄鹿没有长成硬骨时的嫩角，带茸毛，尚含有血液。鹿茸是一种贵重的中药，用作滋补强壮剂，对虚弱、神经衰弱等有疗效。本品首载于《神农本草经》，《本草纲目》谓："鹿，处处山林中有之。马身羊尾，头侧而长，高脚而行速。牡者有角，夏至则解。大如小马，黄质白斑。"

由上可知，李时珍言之鹿为今之梅花鹿，与现代药用鹿茸来源一致，称鹿茸"善于补肾壮阳、生精益血、补髓健骨"。

【本草档案】

别名：花鹿茸、马鹿茸。

性味归经：甘、咸，温。归肾、肝经。

适用体质：阳虚体质。

用法用量：研细末，一日三次分服，1～3克。如入丸散，随方配制。

服用禁忌：服用本品宜从小量开始，缓缓增加，不宜骤用大量，以免阳升风动、头晕目赤，或助火动血，而致鼻衄。凡阴虚阳亢、血分有热、胃火盛或肺有痰热，以及外感热病者，均应忌服。

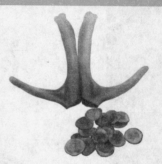

【配伍应用】

鹿茸配人参：鹿茸以补肝肾、助阳益精见长，人参以养心脾、益气生津见长。两药合用，增强大补气血，益精填髓。适用于心肾两亏，气血不足所致心悸气短、疲倦乏力、阳痿遗精、眩晕耳鸣、腰膝酸软等。

鹿茸配熟地黄：鹿茸长于补肝肾之阳而益精血，熟地黄长于补肝肾之阴而滋阴养血。两药配伍，可补肝肾阴阳精血不足，适用于肾虚阳痿、遗精、腰痛、眩晕、耳聋、妇女阴寒带下、胞冷不孕者。

鹿茸配阿胶：鹿茸善于益精血、固冲任，阿胶善于滋阴养血。两药伍用，可增强温补肝肾、固崩止带之功，适用于肝肾不足、冲任不固之月经过多或崩漏带下等。

保健功效

补肾阳

鹿茸甘温补阳，甘咸滋肾，禀纯阳之性，具有生发之气，故能壮肾阳、益精血。

强筋骨

鹿茸补肾阳、益精血、强筋骨。

调冲任

鹿茸补肾阳、益精血，兼能固冲任、止带下。

托疮毒

鹿茸补阳益精而达到温补内托的目的。

【家庭调理药膳】

鹿茸虫草酒

材料：鹿茸片20克，冬虫夏草90克，高粱酒1500毫升。

做法：1.将干净的鹿茸片、冬虫夏草置于瓷坛中，加入高粱酒，密封坛口。2.每日振摇1次，浸泡10天以上，每晚服30毫升。

功效：益精血、温肾阳。适用于肾阳虚弱、阳痿、精少、不孕、性欲淡漠等。

鹿茸炖羊肾

材料：鹿茸5克，羊肾1对，菟丝子15克，小茴香9克，精盐、料酒、葱、姜、生油。

做法：1.将鹿茸润透切片，烘干碾成末。菟丝子、小茴香子装入纱布袋中扎口。葱、姜拍破。羊肾剖开，去膜，洗去尿臊味，切成片，放油锅稍煸一下，将药袋、葱、姜、料酒、精盐同入锅中，注入清水。2.用武火烧沸，撇去浮沫后，改文火炖至羊肾熟。拣出药包、葱、姜。撒入鹿茸粉烧沸，用精盐、胡椒粉调味即成。

功效：本汤菜中鹿茸性味甘咸而温，具壮元阳、补气血、益精髓之功效。羊肾味甘性温，能补肾气、益精髓。加用温肾助阳之小茴香、菟丝子共奏温补肾阳、益精填髓之效，适用于肾阳不足而致的阳痿、遗精、尿频之人，阴虚火旺者慎用。

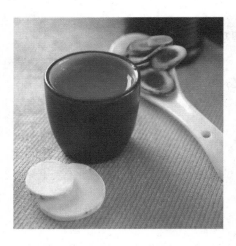

鹿茸酒

材料： 鹿茸15克，怀山药30克，优质白酒500毫升。

做法： 将鹿茸、干山药研成粗末，装入消毒的布袋内，扎紧袋口，置于瓷坛中，加入白酒，密封坛口。每日振摇1次，浸泡7天以上即可。每次服20毫升，1日2次。

功效： 补益肾阳、固摄膀胱。适用于肾阳虚弱、夜尿频多、筋骨痿弱、四肢不温、小腹冷痛、阳痿滑精等。

冬虫夏草——益肺止血，补肾阳

冬虫夏草简称虫草，是冬季真菌寄生于虫草蛾幼虫体内，到了夏季发育而成的。

冬虫夏草始载于藏医名著《月王药诊》，"治肺部疾病"。冬虫夏草营养和药用价值很高，全年均可服用，冬季服用效果更佳。在服用过程中，建议要因人因病而异，或单药服用，或配合他药同用，可以煎水、炖汤、做成药膳服食，也可泡酒、泡茶等。

【本草档案】

别名：中华虫草、虫草、冬虫草、夏草冬虫。

性味归经：味甘，性平。归肺、肾经。

适用体质：阳虚体质。

用法用量：煎汤或炖服，5～10克。

服用禁忌：有表邪者不能用。

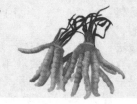

【配伍应用】

冬虫夏草配枸杞子： 冬虫夏草善于温肾补肺，枸杞子善于补益肝肾。两药配伍应用，可增强温肾补肝的作用，适用于肝肾亏虚之腰痛乏力等。

冬虫夏草配补骨脂： 冬虫夏草能温肾补肺，又能止嗽定喘，补骨脂能补肾壮阳，又能纳气平喘。两药配伍，可增强补肾壮阳、纳气定喘的作用，适用于肺肾气虚阳虚、固摄无力、久咳虚喘等。

冬虫夏草配人参： 冬虫夏草甘平，具有温肾补肺之功，人参甘温，具有补脾益肺之效。两药配合用，可增强补肺纳气的作用，适用于肺肾两虚、摄纳无权、久咳虚喘等。

冬虫夏草配沙参： 冬虫夏草长于补肺气、益肺阴，沙参善于养肺阴、清肺热。两药合用，可增强润肺化痰，止咳平喘的作用。

保健功效

补肾益肺

冬虫夏草能补肾益精，具有兴阳起痿之功。

止血化痰

冬虫夏草性甘平，为平补肺肾之佳品，功能补肾益肺、止血化痰、止咳平喘，尤为劳嗽痰血多用。

【家庭调理药膳】

虫草全鸭

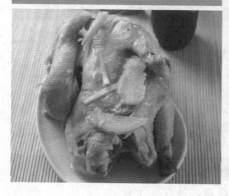

材料： 冬虫夏草10枚，1800克老雄鸭1只，绍酒、生姜、葱白、胡椒粉、食盐适量。

做法： 1.将鸭去毛剁爪，剖腹去脏，冲洗干净，用开水略焯杂质，将鸭头顺势劈开。2.取8枚冬虫夏草纳入鸭头内，再用棉线缠紧，余下的2枚虫草同姜、葱一起装入鸭腹内，放入竹篮中。3.注入清汤，加食盐、胡椒粉、绍酒调好味，用湿绵纸封严，上笼约1.5小时鸭即熟，出笼揭去绵纸加味精即可食用。

功效： 补肺益肾、平喘止咳。

虫草沙参炖龟肉

材料： 虫草10克，北沙参20克，800克乌龟2只，橄榄油、鸡肉、精盐、姜、葱、胡椒粉、鸡汤适量。

做法：1.龟宰后劈开，取出内脏，斩去硬壳和头，下沸水锅内焯透，洗净血污，斩成块。烧热锅放入植物油，投入葱、姜、龟肉煸干水分，放入清水，烧沸后洗净。2.将沙参、虫草洗净，同龟肉、盐、料酒、姜、葱同放入炖盅内，注入鸡汤、上笼蒸至肉熟，拣去葱、姜，淋上橄榄油，撒上味精、胡椒粉即成。

功效：温和平补，重在养肺，兼以补肾阳。一切阴虚或阴虚内热之症者长期食用，均能起到保健强身的作用。

肉苁蓉——润肠通便，益精血

肉苁蓉，又称为地精，是当前世界上濒临灭绝的物种，因其含有大量氨基酸、胱氨酸、维生素和矿物质珍稀营养滋补成分，素有"沙漠人参"的美誉，具有极高的药用价值，是我国传统的名贵中药材，也是历代补肾壮阳类处方中使用频度最高的补益药物之一。百姓称之为"活黄金"，民间也流传着"宁要苁蓉一筐，不要金玉满床"的谚语，它与人参、鹿茸一起被列为中国三大补药。

在使用时应忌用铜、铁器烹煮。健康人久服则可轻身益髓、容颜光彩、益寿延年。

【本草档案】

别名：肉松容。

性味归经：味甘、咸，性温，归肾、大肠经。

适用体质：阳虚、气虚体质。

用法用量：煎服，10～15克；单用大剂量煎服，可用至30克。

服用禁忌：相火偏旺、大便滑泄、实热便结者禁服。

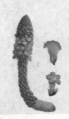

【配伍应用】

肉苁蓉配杜仲：肉苁蓉善于补肾益精；杜仲善于补肝肾强筋骨。两药配伍，可增强补肾强腰的作用，适用于肾虚腰痛、酸楚无力等。

肉苁蓉配山茱萸：本品以补阳益精见长，山茱萸以益肾固精见长。两药合用，可增强补肾阳，固精气的作用，适用于肾亏阳痿、腰膝无力等。

肉苁蓉配火麻仁：肉苁蓉长于补肾益精、润肠通便，火麻仁善于甘平补虚、润燥滑肠。两药配伍，可增强润肠通便的作用，兼能温养滋补，适用于

保健功效

补肾益精

肉苁蓉味甘能补，甘温助阳，咸以入肾，质润滋养，为补肾阳、益精血之良药。

润肠通便

肉苁蓉甘咸质润入大肠，可润肠通便。

老年人气血虚衰的津枯便秘等。

肉苁蓉配菟丝子： 肉苁蓉能温养精血，菟丝子能益阴固精。两药伍用，可增强壮阳益精的作用，适用于肾虚阳痿、腰膝冷痛等。

【家庭调理药膳】

苁蓉羊肉粥

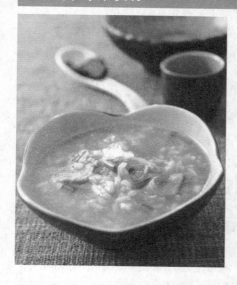

材料： 肉苁蓉15克，羊肉100克，粳米100克。食盐、葱、生姜各适量。

做法： 1.将肉苁蓉洗净，羊肉洗净切片，葱、生姜切粒，待用。2.将肉苁蓉放入砂锅内，加水适量，煮沸30分钟，去渣留汁。3.在放有肉苁蓉汁的锅中，加入粳米、食盐、葱、姜，用武火煮沸后，改用文火煎熬35分钟，以粳米熟烂为度，可做早、晚餐食用。

功效： 益肝肾、补精血。适用于肾阳虚衰所致的阳痿、早泄、腰膝冷痛、筋骨痿弱、便秘等。

鸡肉炖苁蓉

材料： 肉苁蓉30克，700克小公鸡1只，料酒、细盐各适量。

做法： 1.将小公鸡宰杀，去毛及肠杂，洗净，切块。用热水焯一会儿，去除杂质。2.肉苁蓉洗净，滤干，放入纱布袋内，扎紧袋口，与鸡肉共入砂锅内，加入料酒和适量水。先用武火煮沸，再用文火慢炖，以鸡肉熟烂为度，然后加入精盐调味即可。

功效：补肾助阳、益气，适用于肾阳虚衰所至的阳痿、早泄、滑精、尿频或遗尿等。

杜仲——安胎强筋，补肝肾

杜仲为杜仲科植物杜仲的干燥树皮，是中国名贵滋补药材，具补肝肾、强筋骨、降血压、安胎等诸多功效。《本草纲目》载："昔有杜仲服此得道，因以名之。思仲、思仙，皆由此义。其皮中有银丝如绵，故曰木棉。其子名逐折，与浓朴子同名。"

杜仲是中国特有药材，在临床上有着广泛的应用。

【本草档案】

别名：思仲、思仙、木棉。

性味归经：味甘，性温。归肝、肾经。

适用体质：阳虚体质。

用法用量：煎服，6～12克。

服用禁忌：炒用破坏其胶质，更利于有效成分煎出，故比生用效果好。本品为温补之品，阴虚火旺者慎用。

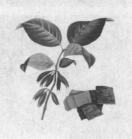

保健功效

补益肝肾

杜仲尤宜补肝肾、强筋骨，肾虚腰痛。

强筋骨

杜仲可与当归、川芎、芍药等同用，治外伤腰痛；治肾虚腰痛或足膝痿弱，常与胡桃肉、补骨脂同用。

安胎

胎动不安，习惯性堕胎常以本品补肝肾、固冲任以安胎，单用有效，亦可与桑寄生、续断、阿胶、菟丝子等同用。单用本品为末，枣肉为丸，治胎动不安。

【配伍应用】

杜仲配枸杞子：杜仲能补肝肾之阳，枸杞能滋肝肾之阴。两药配伍，既补肝肾之阳，又补肝肾之阴，适用于肾虚阳痿遗精、腰膝酸软无力等。

杜仲配独活：杜仲善于补肝肾、壮筋骨；独活善于祛风湿、止痹痛。两药配伍应用，可增强补益肝肾、强筋壮骨、祛风除湿、通痹止痛的作用，适用于风湿腰痛冷重等。

杜仲配当归：杜仲以补肝肾、强筋骨见长，当归善于养血活血、调经止痛。两药配伍，可增强补益肝肾、调经止痛的作用，适用于妇女经期腰痛等。

杜仲配桑寄生：杜仲可补益肝肾、补肾安胎；桑寄生善于滋补肝肾、养血安胎。两药合用，可增强补肝肾固冲任以安胎的作用，适用于肝肾不足之胎动不安等。

【家庭调理药膳】

杜仲酒

材料：杜仲50克，56度白酒500克。

做法：将杜仲洗净切块，放入盛酒的瓶内，封口，每日摇晃一次，浸泡10日后，即可取出饮用。

功效：补肝肾、强腰膝。用于治疗肾虚而致的腰膝酸痛。适量常饮，可强壮身体。

杜仲炖猪尾

材料：杜仲30克，猪尾2条，葱段、姜片、料酒、精盐、味精、酱油、白糖适量。

做法：1.将杜仲洗净切片。将猪尾放沸水锅中烫10分钟，取出去毛，洗净。2.将猪尾、杜仲放入锅内，加入料酒、精盐、酱油、白糖、葱段、姜片、适量水，武火烧沸，再改为文火炖至猪尾熟烂，取出剁段放入盘内，浇上原汁即成。

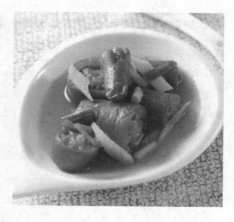

功效：补肾强腰。民间用以治疗肾虚所致腰部酸痛、阳痿、遗精等症。健康人食之，可强壮身体、健康少病。

巴戟天——补肾壮阳，祛风除湿

海南素有"天然药库"之称。槟榔、益智、砂仁、巴戟这四大南药闻名全国。巴戟天壮阳作用明显，在家庭药膳食用过程中，不应跟孩子分享自己的"进补靓汤"。巴戟天擅入肾经，补肾功强，用于肾亏阳痿、早泄不孕，制巴戟天性缓毒去，使功更专，用于治风冷腹痛、关节酸痛、小便失禁等证。

【本草档案】

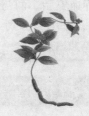

别名：不凋草、三蔓草。

性味归经：味辛、甘，性温。归肾、肝经。

适用体质：阳虚体质。

用法用量：内服：煎汤，6～15克；或入丸、散；亦可浸酒或熬膏。

服用禁忌：阴虚火旺者不宜用。

【配伍应用】

巴戟天配杜仲：巴戟天不仅能补肾阳且能散风湿，杜仲偏于补肝肾、强筋骨。两药伍用，增强了补肝肾、散风湿、强筋骨的效能，适用于肝肾亏虚所致腰膝疼痛，风湿痹痛等。

巴戟天配续断：巴戟天长于补肾壮阳、强筋健骨、祛风除湿，续断善

保健功效

补肾壮阳

巴戟天具有补肾助阳、甘润不燥之功效。

强筋益骨

巴戟天补肾阳、强筋骨、祛风湿，多与补肝肾、祛风湿药配伍治肾阳虚兼风湿之证。

调经止痛

可用治下元虚寒之宫冷不孕、月经不调、少腹冷痛，治疗小便不禁。

于补益肝肾、续筋接骨、通利血脉。两药配伍，可增强强筋健骨、祛风除湿的作用，适用于腰酸背痛、下肢无力等。

巴戟天配菟丝子： 巴戟天能补肾壮阳、益精暖宫，菟丝子能补阳益阴，固精缩尿。两药相须为用，增强了壮肾固精的功效，适用于肾亏阳痿、遗精、女子胞宫虚冷、小腹冷痛、腰膝无力及崩漏带下等。

【家庭调理药膳】

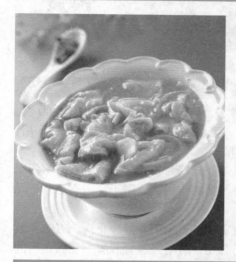

巴戟炖猪大肠

材料： 巴戟天50克，猪大肠250克，精盐、味精、葱段、姜片适量。

做法： 1.将猪大肠翻洗干净，再翻还原样洗净。2.将巴戟天去杂洗净，装入猪大肠内，置砂锅中，加入葱姜、精盐、味精及适量的水，用武火烧沸，再用文火炖至大肠熟烂即成。

功效： 补肾壮阳、补益下焦。常用于治疗妇女子宫脱垂症、四肢不温、小腹冷痛、腰膝酸痛等症，常食之能健身强神。

巴戟菟丝子酒

材料： 巴戟天25克，菟丝子25克，65度白酒500克。

做法： 将巴戟天、菟子分别去杂洗净，放入盛酒的大瓶中，密封塞，浸泡10日后可服用。

功效： 温补肾阳。治疗因肾阳虚引起小便频数、夜尿多、头晕，药借酒势功效更强，增强人体免疫功能、增强正气、健身强神。

补骨脂——补肾壮阳，温脾止泻

李时珍曾说："补骨脂言其功也。胡人呼为婆固脂，而俗讹为破故纸也。胡韭子，因其子之状相似，非胡地之韭子也。"补骨脂与益智仁，皆为植物的成熟果实，均为温脾暖肾。然而，补骨脂大温气厚，味兼苦，故偏于走下，善补命门之火，以壮元阳。多用于肾虚寒者，也可用于药膳补肾壮阳。

【本草档案】

别名：故纸、破故纸、婆固脂、胡韭子。

性味归经：味苦、辛，性温。归肾、脾经。

适用体质：阳虚体质。

用法用量：内服：煎汤，6～15克；或入丸、散。

外用：适量，酒浸涂患处。

服用禁忌：阴虚火旺者忌服。

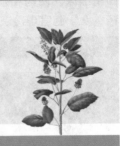

【配伍应用】

补骨脂配杜仲：补骨脂辛温，善于补肾壮阳、固精缩尿，杜仲甘温，善于益肝补肾、补火助阳。两药合用，可增强补肝益肾、壮阳缩尿的作用，适用于肝肾不足、下元虚冷、阳痿遗精等。

补骨脂配菟丝子：补骨脂以助肾阳而固精为长，菟丝子以益精髓而固精为长。两药配伍应用，可增强补肾固精的作用，适用于肾阳不足、下元虚冷、肾气不固的遗精滑精等。

补骨脂配五味子：补骨脂辛温，重于补火助阳、温脾止泻，五味子酸温，重于补肾暖脾、涩精止泻。两药合用，可增强温肾暖脾、涩肠止泻的作用，适用于脾肾阳虚、五更泄泻等。

保健功效

补肾壮阳

补骨脂苦辛温燥，善壮肾阳，可治肾虚阳痿。

固精缩尿

补骨脂有涩性，善补肾助阳、固精缩尿，单用有效，亦可随证配伍他药。

纳气平喘

补骨脂补肾助阳、纳气平喘。

温脾止泻

能壮肾阳、暖脾阳以止泻，治五更泄。

补骨脂配桑寄生：补骨脂长于补肾壮阳、温脾止泻，桑寄生善于补益肝肾、强筋壮骨、祛风除湿。两药伍用，可增强温肾助阳、强筋壮骨的作用，适用于腰膝冷痛、酸软无力等。

【家庭调理药膳】

补骨脂爆羊肾

材料：补骨脂10克，羊肾500克，料酒、精盐、酱油、葱花、姜丝、植物油适量。

做法：1.将补骨脂去杂洗净，放铝锅内，加水适量，煎煮40分钟，去渣取液，再加热浓缩成稠液。2.将羊肾，去筋膜及臊腺，洗净，切成小块腰花，下油锅爆炒至嫩熟，加入药液、料酒、酱油，最后加入葱花、姜丝、精盐，炒至入味即成。

功效：补肾壮阳。适用于肾虚劳损、腰脊酸痛、足膝酸软、耳聋、消渴、阳痿、尿频等病症。

补骨脂鱼鳔汤

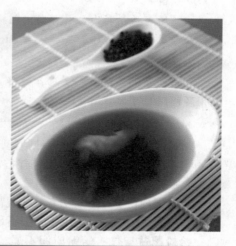

材料：补骨脂15克，鱼鳔20克，食盐、味精各适量。

做法：1.将补骨脂、鱼鳔洗净，滤干，放入锅内。2.加入清水，先用大火煮沸，再用小火煎熬45分钟，加入盐、味精调味即成。饮汤，食鱼鳔。

功效：补肾益精、温阳固摄。适用于男性因肾虚不固所致的遗尿、遗精、夜尿频多等。

蛤蚧——助阳益精，补肺益肾

　　蛤蚧又称大壁虎、仙蟾，台湾称为大守宫。李时珍称："蛤蚧，因声而名，仙蟾，因形而名；岭南人呼蛙为蛤，又因其首如蛙、蟾也。雷以雄为蛤，以雌为蚧，亦通。"蛤蚧药用价值很高，能补肺气，定喘止渴，功同人参；益阴血，助精扶羸，功同羊肉。

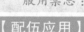

【本草档案】

　　别名：蛤蟹、仙蟾。
　　性味归经：味咸，性平。归肺、肾经。
　　适用体质：阳虚体质。
　　用法用量：研末服，每次1～2克，日服3次，亦可浸酒服，或入丸、散剂。
　　服用禁忌：风寒或实热咳嗽者禁忌。

【配伍应用】

保健功效

纳气平喘

　　蛤蚧兼入肺肾二经，善补肺气、定喘咳、助肾阳，为治多种虚证喘咳之佳品。

补肺益肾

　　蛤蚧有益精养血、补肾助阳之功，益精助阳，故常用于肾阳不足、精血亏虚之阳痿遗精。

助阳益精

　　蛤蚧质润不燥，补肾助阳兼能益精养血，有固本培元之功，可单用浸酒服。

　　蛤蚧配生地黄：蛤蚧重于补肺益肾，纳气定喘，生地黄重于清热凉血，养阴生津。两药合用，可增强补肺益肾、清热凉血的作用，适用于肺肾虚亏、久喘失音或痰中带血等。

　　蛤蚧配枸杞子：蛤蚧功专补肺益肾，枸杞子功善补益肝肾。两药伍用，补肾助阳的作用增强，适用于肾阳不足、阳痿遗精等。

　　蛤蚧配益智仁：蛤蚧质润不燥，补肾助阳兼能益精养血，益智仁甘温入肾，补阳益阴兼能固精缩尿。两药配伍，可增强温补肾阳、固本培元之功，适用于肾虚阳痿、遗精遗尿等。

　　蛤蚧配贝母：蛤蚧能补肺气、止咳定喘；贝母能清痰热、纳气平喘。两药合用，可增强补肺清热、化痰止咳的作用，适用于肺虚而有痰热的咳喘。

　　蛤蚧配百部：蛤蚧补肺益肾、纳气定喘，百部甘润苦降、润肺止咳。两药配伍，可增强补肺益肾、纳气定喘、润肺止咳的作用，适用于肺结核引起的咳嗽、痰中带血等。

【家庭调理药膳】

蛤蚧羊腰花

材料：蛤蚧粉1.5克，胡桃肉30克，羊肾1只，姜、葱、盐、黄酒、生粉糊、橄榄油各适量。

做法：1.羊肾纵向切开两半去筋膜及臊腺。把胡桃肉及蛤蚧粉夹在羊肾剖面中，用线扎紧。姜切片，葱切段。2.把羊肾放在盛器内，葱、姜取一半放在羊肾四周，黄酒均匀洒在羊肾上，上笼用武火蒸1小时取出。3.割线取出胡桃肉，在羊肾表面划十字花刀，切成长3厘米、宽1.5厘米的小块。待锅中油烧至五六成熟时，倒入羊肾煸炒，加姜、葱、胡桃肉，加盐翻炒几次，最后用生粉糊勾芡。

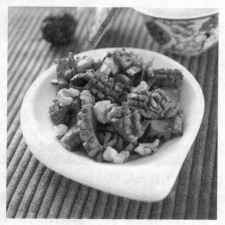

功效：补肾壮阳、益精补虚。适用于肾阳虚所致的阳痿、遗精、夜尿多或遗尿、腰膝冷痛或酸软、耳聋等症。

淫羊藿——补肾壮阳，祛风除湿

现代研究发现，淫羊藿有雄性激素样的作用，其功效强于蛤蚧和海马。但需要提醒的是，有口干、手足心发热、潮热、盗汗等症状，属中医学阴虚相火易动者，则不宜服用淫羊藿。

【本草档案】

别名：仙灵脾、放杖草、弃杖草、千两斤、干鸡筋、黄连祖、三枝九叶草。

性味归经：味辛、甘，性温，归肝、肾经。

适用体质：阳虚体质。

用法用量：煎服，3～10克。

服用禁忌：阴虚火旺者不宜用。

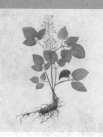

保健功效

补肾壮阳

淫羊藿辛甘，性温燥烈，功善补肾壮阳，单用有效，亦可与其他补肾壮阳药同用。单用本品浸酒服，可以兴阳，理腰膝冷痛，如"淫羊藿酒"（《食医心镜》）。

祛风除湿

淫羊藿辛温散寒，祛风胜湿，入肝肾强筋骨。

【配伍应用】

淫羊藿配仙茅： 淫羊藿辛甘而温，仙茅辛而热，且燥烈之性较强，二者皆能补肾助阳。两药合用，强筋健骨、祛风除湿，适用于肾阳不足、命门火衰、阳痿精冷、小便频数，又可用于腰膝冷痛、筋骨痿软等。

淫羊藿配巴戟天： 淫羊藿辛燥，助阳散寒力较强，巴戟天微温不燥，暖胞宫效力较好。两药相须为用，补火助阳之力更胜，适用于肾阳不足所致阳痿遗精、遗尿尿频、宫冷不孕。

淫羊藿配威灵仙： 淫羊藿味辛甘而性温，主入肝与肾经，具有补肾壮阳、强筋壮骨、祛风除湿的功效；威灵仙辛散温通，性猛善走，通行十二经，具有祛风湿、通络止痛的作用。两药配伍，祛风除湿止痛的功效增强，适用于风湿痹痛、肢体麻木、筋脉拘挛、屈伸不利，无论上下皆可应用，尤宜于肾虚者。

【家庭调理药膳】

淫羊藿蒸羊腰

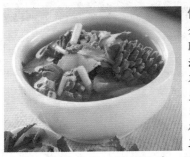

材料： 淫羊藿20克，羊腰400克，香菜30克，姜、葱、盐、料酒、酱油、五香粉、白糖适量。

做法： 1.将淫羊藿洗净，用200毫升水煎煮25分钟，过滤取药液；羊腰洗净，切成两片，除筋膜和白色臊腺，洗净，切成腰花；香菜洗净，切成段；姜切片，葱切段。2.将羊腰花放入碗内，加入淫羊藿药液、姜、葱、盐、味精、料酒、酱油、五香粉、白糖抓匀，腌渍35分钟。3.将羊腰花捞起，放入蒸碗内，放入蒸锅，用大火蒸35分钟，停火，取出蒸碗，撒上香菜即成。

功效： 补肾壮阳、强筋健骨、祛风除湿、止咳平喘，适用于阳痿、腰膝酸软、四肢麻木不温、神疲健忘、更年期反应、高血压、更年期综合征等症。

羊藿苁蓉酒

材料：淫羊藿100克，肉苁蓉50克，白酒1000克。

做法：将淫羊藿、肉苁蓉分别去杂洗净，切碎，装入纱布袋内扎口，浸泡于盛酒的坛内，密封。每日摇晃1次，10日后可饮用。

功效：补肾壮阳。治疗阳痿、宫寒不孕、腰膝酸痛等病症，并能树人体正气，增强人体防病抗病能力，阴虚火旺者忌饮。

韭菜子——强筋壮骨，壮阳固精

韭菜子是韭菜成熟的种子，具有补肝肾、状元阳、暖腰膝、固精止带等疗效。《诗经》中有"四之日献羔祭韭"的诗句，由此可以证明韭菜在中国已有 3000 年以上的栽培历史。

李时珍云："韭丛生丰本，长叶青翠。可以根分，可以子种。其性内生，不得外长。叶高三寸便剪，剪忌日中。"在食用过程中还有这样的讲究：韭菜在当季最多不能超过五剪，如要收韭菜子只可剪一次。韭菜子形扁，黑色，须在通风处阴干，切勿受潮。

【 本草档案 】

别名：韭子。

性味归经：味辛、甘，性温，归肾、肝经。

适用体质：阳虚体质。

用法用量：煎服，3～9克，或入丸、散剂。

服用禁忌：阴虚火旺者忌服。

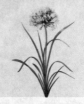

【 配方应用 】

韭菜子配血余炭：韭菜子辛甘温，功善温补肝肾、壮阳固精。血余炭苦涩平，功善散瘀止血、补阴利尿。二药配伍，一补阴，一补阳，一渗利，一收缩，补肝肾、壮元阳、祛瘀生新、止痛止血、通利小便。

韭菜子配益智仁：韭菜子以补肾阳见长，兼有收涩之性而能固精止遗、缩尿止带；益智仁善于温肾助阳、固精缩尿，是治疗下焦虚寒的良药。两药配伍应用，可增强补肾壮阳、固精缩尿的作用，适用于下焦虚寒、小便频数、小儿遗尿尿频、遗精滑精等。

韭菜子配菟丝子：韭菜子长于补肾壮阳，兼有收涩之性而能固精止遗、缩尿止带；菟丝子既补肾阳，又补肾阴，为阴阳俱补之品。两药合用，可增强补肾壮阳、固精止泄的作用，适用于肾气不足之腰膝酸痛、阳痿遗精、尿频遗尿、白带过多等。

保健功效

固精止涩

韭菜子甘温，能补肾助阳，兼有收涩之性，故能缩尿止带、固精止遗，以治肾虚滑脱诸证。单用本品即可治疗肾阳虚衰，下元虚冷之阳痿不举、遗精遗尿；治肾阳不足、带脉失约、白带白淫可单用本品，如《千金方》以本品醋煮，焙干，研末，炼蜜为丸，空心温酒送服。

强筋壮骨

韭菜子温补肝肾、强筋壮骨，用治肝肾不足、筋骨痿软、步履艰难、屈伸不利。

【家庭调理药膳】

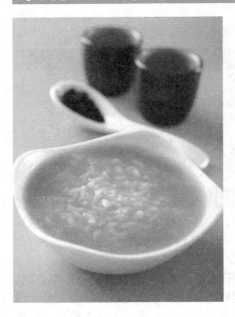

韭菜子粥

材料：韭菜子15克，粳米50克，味精、精盐、香油、胡椒粉、姜末适量。

做法：1.将韭菜子置锅中，加20倍量的水煎煮20分钟，倒出药液，再加20倍水再煎煮一次，倒出药液。合并两次药液用纱布过滤，混合一起待用。2.粳米淘洗干净，放入锅中，加入韭菜子药液及适量清水，用武火烧沸，再改用文火慢慢熬煮。3.熬煮至粥稠时，加入味精、精盐，胡椒粉，姜末各适量即可。食用时加适量香油。

功效：补肾固精，适用于肾虚遗精、小便劲数、遗尿、腰膝酸软、冷痛、泻痢带下、淋浊等症。

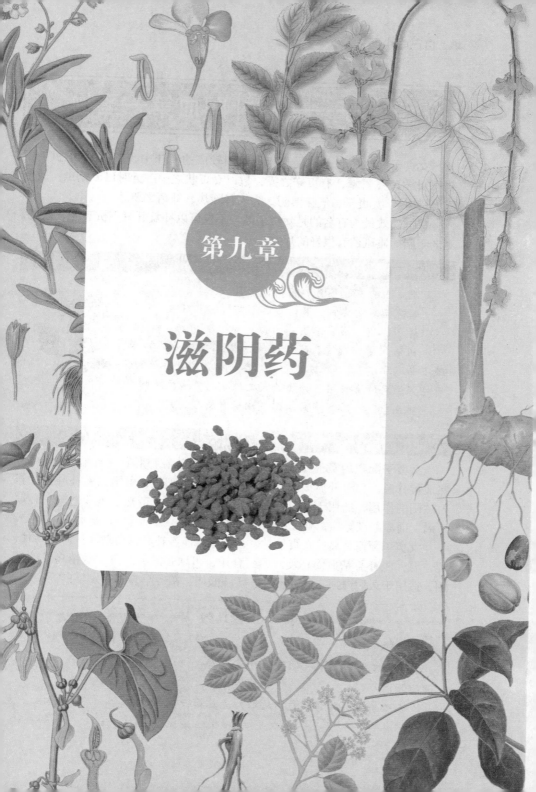

第九章

滋阴药

女贞子——滋补阴血第一圣物

女贞子又名冬青子，是临床上运用较广的一味中药。《本草纲目》记载："此木凌冬青翠，有贞守之操，故以女贞状之……近时以放蜡虫，故俗称为蜡树。"女贞子，气味俱阴，为入肾除热、补精之要品。

保健功效最为有名的是女贞子酒，不仅可以补益肝肾、抗衰老、祛斑，对老年脂褐质斑还有很好的疗效。

【本草档案】

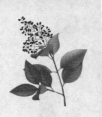

别名：贞木、冬青、蜡树、女贞实。

性味归经：味甘、苦，性凉。归肝、肾经。

适用体质：阴虚体质。

用法用量：煎服，6 ～ 12 克。因主要成分齐墩果酸不易溶于水，故以入丸剂为佳。本品以黄酒拌后蒸制，可增强滋补肝肾作用，并使苦寒之性减弱，避免滑肠。

服用禁忌：脾胃虚寒泄泻及阳虚者忌服。

【配伍应用】

女贞子配熟地黄：女贞子甘苦性凉，功善滋补肝肾，补益兼能清解；熟地黄甘温，功善补血滋阴、益精填髓。两药配伍，可增强滋补肝肾、养血滋阴的作用，适用于肝肾不足、阴虚发热、骨蒸劳热、盗汗遗精、心烦口渴、面赤颧红等症，有标本兼治之功。

女贞子配何首乌：女贞子甘、苦，凉，能滋补肝肾而乌须；何首乌甘、涩，温，能补益精血而乌须。两药合用，可增强滋补肝肾、益精乌发的作用，适用于久病虚损、肝肾不足、腰膝酸痛、精亏早衰、须发早白等。

保健功效

滋补肝肾

女贞子性偏寒凉，能补益肝肾之阴。

清热明目

女贞子滋补肝肾、益阴培本，又具养肝明目之功。

女贞子配菟丝子：女贞子不仅能滋补肝肾，还能益阴培本；菟丝子不仅能补肾固精，还能养肝明目。两药相须，可增强滋补肝肾、养肝明目的作用，适用于肝肾不足、阴虚阳亢、头晕目眩、视物模糊、耳鸣健忘等。

【家庭调理药膳】

二子炖团鱼

材料：女贞子30克，重约1000克鳖1只，枸杞子30克，料酒、精盐、味精、酱油、白糖、葱段、姜片、胡椒粉适量。

做法：1.将鳖宰杀，洗净，下沸水锅焯至表皮发白起皱。捞出去头、爪、内脏，挖下背壳，刮去表皮，剁成块，洗净。2.将女贞子去杂洗净，装入纱布袋扎口。将枸杞子去杂洗净。炖盅逐一放入鳖肉、女贞子、枸杞子、料酒、精盐、酱油、白糖、葱段、姜片和适量水，放入笼内蒸2小时。蒸至鳖肉熟烂入味，出笼拣去药袋、葱、姜，用味精、胡椒粉调味即成。

功效：滋补肝肾、强阴明目。用于治疗肝肾阴虚所致腰痛、遗精、头晕、目花等病症。

女贞子酒

材料：女贞子250克，黄酒2500克。

做法：将女贞子去杂洗净，沥干水，放入盛酒的坛内，加盖封口，浸泡1个月即可。

功效：补肝肾、养阴益血。民间常用以治疗神经衰弱、须发早白、慢性腰腿痛等症。

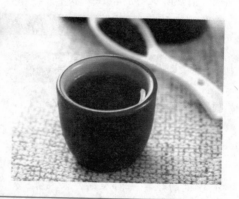

银耳——滋阴润燥益肾阴

银耳，又叫白木耳，营养丰富，素有"菌中之冠"的美称。银耳较为常见，也非常有效用，它既是名贵的营养滋补佳品，又是扶正强壮的补药。在古代，皇家贵族常将其看作是"延年益寿之品"及"长生不老良药"。银耳可补脾，亦可开胃。另外，银耳还是一款营养品，能增强人体免疫力。而且，它也是一种常见的菜肴，在日常生活中，可以在煮粥、炖猪肉时放一些银耳，亦可用来拌凉菜，既可以享受美食，又能滋补身体，一举两得。

【本草档案】

别名：白木耳、白耳、桑鹅、五鼎芝、白耳子。

性味归经：味甘、淡；性平；无毒。归肺、胃、肾经。

适用体质：风寒咳嗽者禁用。

用法用量：煎汤，3～10克；或炖冰糖、肉类服。

服用禁忌：湿热酿痰致咳者禁用。

【配伍应用】

银耳配枸杞：银耳是滋补佳品，枸杞亦有一定的滋补作用。两药相合而用，可让滋补能力更强，且有利于人体吸收，可有效强身健体，堪称滋补佳品。

银耳配莲子：银耳可益气清肠、安眠健胃，莲子性凉，能有效去除火气。两者相合而用，不仅降火，且有利于睡眠，是夏季养生佳品，对改善睡眠、清热除火等有很强的效果。

【家庭调理药膳】

银耳莲子汤

材料：银耳、莲子、红枣、冰糖各适量。

做法：1.将银耳用冷水浸泡15分钟，泡发后去粗蒂，切小块备用。2.锅置火上，加清水。之后下莲子大火烧10分钟。3.红枣洗净，之后连同处理过的银耳一同入锅，大火煮5分钟。4.转小火，煮1小时左右，期间不时搅拌一下，最后加入冰糖调味即可出锅。

功效：清热去火、安眠健胃。适合夏天饮用，可有效去除暑气、降火消暑。

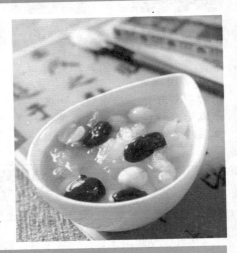

泡菜银耳鸡丝

材料：鸡胸肉、银耳，泡菜各适量，盐、料酒、淀粉、香油各少许。

做法：1.将鸡胸肉洗净、切丝，之后用少许料酒、淀粉、盐混合抓匀，放置腌渍15分钟；银耳放入水中泡发，之后切丝。2.泡菜切丝，同时，泡菜汤不要扔掉，留置备用。3.锅置火上，烧热后，倒油少许，下肉丝炒开。4.炒至肉丝稍稍变色后，倒入银耳翻炒，片刻后，再加入泡菜，继续翻炒。5.炒至八成熟时，将泡菜汁倒入，并根据口味加少许盐，翻炒几下后即可。出锅前滴两滴香油提香，口味更好。

功效： 鸡肉有增强体力、强壮身体的作用，配合银耳之后，可益五脏、补虚损、补虚健胃、强筋壮骨、活血通络、调月经、止白带等。

北沙参——养阴清肺，益胃生津

沙参最早并没有南北之分，北沙参之名始见于明代晚期医药著作《本草汇言》："真北沙参"。清代《本经逢原》中指出："沙参有南北二种，北者质坚性寒，南者体虚力微。"清乾隆年间，吴仪洛著的《本草从新》里说："北沙参专补肺阴，清肺火，治久咳痰。"

【本草档案】

别名： 真北沙参、莱阳沙参、辽沙参。

性味归经： 味甘、微苦，微寒。归肺、胃经。

适用体质： 阴虚体质。

用法用量： 煎服，4.5～9克。

服用禁忌： 风寒作嗽及肺胃虚寒者忌服。

【配伍应用】

北沙参配生地黄： 北沙参功长益胃生津，生地黄功长养阴生津。两药配伍，可增强养胃阴、生津液、止烦渴的作用，适用于温热病邪热伤津或胃阴不足、口燥咽干、烦热口渴等。

保健功效

养阴润肺

北沙参甘润而偏于苦寒，善能补肺阴，清肺热。

益胃生津

北沙参能补胃阴，而生津止渴，兼能清胃热，适用于胃阴虚有热之口干多饮、饥不欲食、大便干结，以及胃痛、胃胀、干呕等症。

北沙参配杏仁：北沙参功善养阴润肺，杏仁功善于止咳化痰。两药伍用，可增强滋阴润肺、止咳化痰的作用，适用于肺虚燥咳或劳嗽久咳、干咳少痰、咽干音哑等。

北沙参配麦门冬：北沙参重于养阴清热，麦门冬重于养阴润肺。两药合用，可增强养肺阴、清肺热、润肺燥的作用，适用于热伤肺阴所致的干咳痰少、咽干口渴等。

北沙参配知母：北沙参甘寒，长于滋养肺阴、清泻肺热；知母苦寒，善于清热泻火、滋阴润燥。两药相须，可增强养阴润肺、滋阴润燥的作用，适用于阴虚劳热、咳嗽、咯血等。

【家庭调理药膳】

沙参煮鸡蛋

材料：北沙参20克，鸡蛋1～2个，冰糖适量。

做法：将北沙参、鸡蛋同放入锅内加清水共煮，10多分钟后蛋熟去壳再煮，20～30分钟后，吃鸡蛋喝汤。

功效：治肺胃阴虚，亦治肺结核属肺阴不足者，见有咳嗽咯血、咽痛口渴。

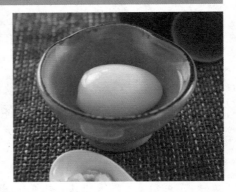

沙参怀山药

材料：北沙参15克，怀山药15克，莲子10克，炒扁豆12克。

做法：将沙参、山药、扁豆、莲子同放砂锅内，加适量水，水煮沸1小时后，去渣滤汁入碗内，加入白糖搅匀即成。

功效：补气阴、养脾胃。用于治疗脾胃气阴虚、食欲减退、消化不良、乏力等病症。

南沙参——养阴清肺，补气化痰

一般认为，南沙参与北沙参功用相似，但细分起来，南沙参偏于清肺祛痰，而北沙参偏于养胃生津，在使用时要辨证选用。

南沙参与人参、玄参、丹参、苦参被誉为"五参"，虽然外形不同，但五参的疗效类似。张元素曾曰："肺寒者用人参，肺热者用沙参代之，取其味甘也。"

【本草档案】

别名：沙参、白参、知母、羊乳、羊婆奶、铃儿草、虎须、苦心。

性味归经：味甘、微苦，性微寒。归肺、胃经。

适用体质：阴虚、气虚体质。

用法用量：内服：煎汤，10 ~ 15 克，鲜品 15 ~ 30 克，或入丸、散。

服用禁忌：风寒咳嗽禁服。

【配伍应用】

南沙参配桑叶：南沙参功善养阴清肺、化痰，桑叶功善清肺润燥、止咳。两药配伍，可增强清肺润燥、止咳化痰的作用，适用于风温燥邪侵袭肺卫，灼伤肺阴所致的咳嗽少痰、咽干口渴等。

南沙参配麦门冬：南沙参能养阴清肺，麦门冬能养阴润肺。两药配伍应用，清肺热、养肺阴的作用增强，适用于热伤肺阴所致的干咳痰少、咽干口渴等。

南沙参配生地黄：南沙参长于养阴清胃、生津止渴，生地黄善于清热

保健功效

养阴清肺

南沙参甘润而微寒，能补肺阴、润肺燥，兼能清肺热，亦适用于阴虚肺燥有热之干咳痰少、咯血或咽干音哑等。

补气化痰

南沙参对肺燥痰黏，咯痰不利者，有一定的祛痰的作用，还略能补脾肺之气，可气阴两补。

清胃生津

南沙参养胃阴、清胃热之力亦不及北沙参，但本品兼能补益脾气，对于胃阴脾气俱虚之证，有气阴双补之效，对热病后期气阴两虚而余热未清不受温补者尤为适宜。

养阴、生津止渴。两药合用，可增强清胃热、养胃阴而生津液的作用，适用于邪热伤津，或胃阴不足、口燥咽干、烦热口渴等。

【家庭调理药膳】

斛苓沙参猪骨汤

材料： 南沙参12克，石斛12克，茯苓12克，猪脊骨500克，菠菜100克，姜片、葱片、精盐、味精适量。

做法： 1.将猪脊骨加水，放入生姜，烧沸后去掉浮油，再煮至熟。2.将石斛、茯苓、南沙参用纱布包好，放入猪脊骨汤中，再煮20分钟，拣去药包。洗净菠菜，放入汤中煮沸，加入精盐、味精、葱花调好味，出锅即成。

功效： 滋阴润燥、祛痰止咳，适用于消渴、肺热燥咳、虚咳久咳、阴伤、咽干、津少、阴虚内热等病症。

沙参粥

材料： 北沙参干品15克（鲜品30克），大米50克，冰糖适量。

做法： 将沙参切片，大米及适量冰糖同入砂锅后加水如常法煮粥。也可将沙参晒干或烘干后研细粉，待粥熟后和入粥内，再稍煮稠，即可食用。每日早晚各食1次。

功效： 润肺养胃、养阴清热、止咳。适用于肺热燥咳、干咳无痰、久咳声哑。或胃阴不足、津少口渴、舌干少苔等症。

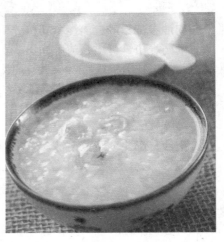

枸杞子——明目润肺，补肝肾

枸杞子虽无人参之名望，虫草之尊贵，但无论男女老幼、贵贱贫富，识之者众，用之者众，是一味天赐的百姓良药。

《本草纲目》云："古者枸杞、地骨皮取常山者为上，其他五陵阪岸者可用，后世唯取陕西者良，而又以甘州者为绝品。"枸杞子的服用也比较方便，可入药、嚼服、泡酒，但一般认为将枸杞子用水冲洗干净后直接嚼服对营养成分的吸收会更充分。

【本草档案】

别名:枸杞、枸杞子、甘杞子、枸杞果、杞果、杞子、西枸杞、北枸杞、甘枸杞、宁枸杞、宁夏枸杞、宁夏杞子。

性味归经:味甘,性平。归肝、肾经。

适用体质:阴虚、血虚体质。

用法用量:煎服,10 ~ 15 克。

服用禁忌:脾虚便溏者不宜用。

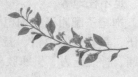

【配伍应用】

枸杞子配熟地黄:枸杞子能滋补肾阴,兼能益肾填精;熟地黄能补血滋阴,兼能益精填髓。两药配伍应用,可使滋补肾阴、益精填髓的作用增强,适用于肾阴不足、精衰血少、腰膝酸软、形容憔悴、阳痿遗精等。

枸杞子配菟丝子:枸杞子善于滋补肾阴、益肾填精,菟丝子善于补肾

保健功效

补肾益精

枸杞子性平不寒,无伤阳之弊,故虽为补阴主药,亦常以阴中求阳之法,治疗肾阳不足,命门火衰所致腰膝酸痛、神疲乏力、畏寒肢冷等。

养肝明目

枸杞子甘平质润,能补肾益精、养肝明目,故可用于治疗肝肾不足、精血亏损所致早衰诸证,如目暗不明、视物昏花、头晕目眩、须发早白、夜尿频多。枸杞子能补肾益精、养肝明目,故多用于目暗不明、内外障眼、漏眼脓出。

润肺止咳

枸杞子能滋补肺肾而润肺止咳,还可用于肺肾阴虚、劳嗽咯血、潮热盗汗等。补肝肾、益精血。

补血止风

枸杞子能补血生营,血足则风灭,故可治风,如治疗肾风、头目眩晕、心中悬悬、惊恐畏人、常欲蒙被而卧者。枸杞子甘平,补肝血、益肾精,精血充足,则神明自安,故常用治疗虚烦失眠、易惊善恐。

益阴、固精缩尿。两药合用，可增强填精益髓、补肾固精的作用，适用于肾虚精少、阳痿早泄、遗精精冷、余沥不清、久不生育等。

枸杞子配牛膝：枸杞子能滋肾阴、益肾精，牛膝能补肝肾、强筋骨。两药配伍，可增强滋补肝肾、强筋壮骨的作用，适用于肾虚骨痿、腰膝酸痛、足不任地等。

枸杞子配附子：枸杞子以滋补肝肾见长，附子以温肾助阳见长。两药配伍，具有补肾填精、温肾壮阳的作用，适用于阳不足、命门火衰、腰膝酸痛、神疲乏力、畏寒肢冷等。

【家庭调理药膳】

枸杞山药炖兔肉

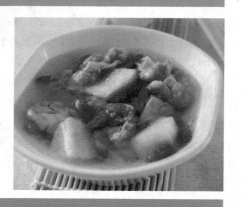

材料：枸杞子15克，山药25克，兔肉250克，细盐少许。

做法：将兔肉洗净切细，同枸杞、山药、细盐共入锅中，加水适量，文火炖烂即成。吃肉喝汤，每日1剂，连服数日。

功效：滋阴健脾消渴，适用于糖尿病患者服用。

枸杞参芪枣衣汤

材料：枸杞子15克，党参15克，黄芪15克，大枣10枚，花生仁外衣6克。

做法：将上述诸品共入砂锅内，煎煮1小时后去渣取汁即成。每日1剂，连服6~7日。

功效：健脾补虚、益气摄血。适用于气虚不摄、血小板减少性紫癜等症。

百合——养阴润肺，安心神

李时珍云："百合之根，以众瓣合成也。或云专治百合病故名，亦通。其根如大蒜，其味如山薯，故俗称蒜脑薯。"百合有很好的滋补之功，而且还对秋季气候干燥而引起的多种季节性疾病有一定的防治作用。

鲜百合具有养心安神、润肺止咳的功效，对病后虚弱的人非常有益。

此外，百合还具有美容养颜、清热凉血的功效，油性皮肤的人多吃百合对皮肤特别好。

【本草档案】

别名：强瞿、番韭、蒜脑薯。

性味归经：味甘，性寒。归肺、心经。

适用体质：阴虚体质。

用法用量：煎服，10～30克；蒸食、煮粥食或拌蜜蒸食。外用捣敷。

服用禁忌：脾肾虚寒便溏者忌用。

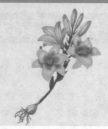

▶ 保健功效 ◀

润肺止咳

百合微寒，作用平和，能补肺阴、清肺热。润肺清肺之力不及北沙参、麦冬等药，但也有一定的止咳祛痰作用。

清心安神

百合能养阴清心、宁心安神。用本品既能养心肺之阴，又能清心肺之热，还有一定的安神作用。

养阴清胃

百合还能养胃阴、清胃热，可用于治疗胃阴虚有热之胃脘疼痛。

【配伍应用】

百合配茯苓：百合甘寒，善于清肺、润燥、止咳；茯苓甘淡，善于利水、渗湿、健脾。两药合用，可具有清肺润燥、利水渗湿的作用，适用于痰热阻肺、肺气壅滞、咳嗽气喘等。

百合配石膏：百合不仅能清热润肺，还能止咳化痰；石膏不仅能清泻肺热，还能止咳平喘。两药相须，可增强清热宣肺平喘、润肺止咳的作用，适用于热邪壅肺、喘促咳痰、烦热头痛、外有表证者。

百合配贝母：百合甘寒，功善清肺、润燥、止咳；贝母甘苦微寒，功善清热化痰、润肺止咳。两药配伍应用，可增强清热润肺、化痰止咳的作用，适用于痰热壅肺、热灼津伤、肺失清肃、咳嗽气喘、痰中带血等。

百合配桔梗：百合长于润肺止咳，桔梗善于止咳利咽。两药配伍，可增强清肺化痰、润肺止咳的作用，适用于小儿咳嗽、胸中痰壅、咽喉不利，以及以痰多有热呼吸不利为主症者。

【家庭调理药膳】

百合蛋黄汤

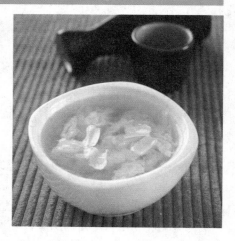

材料： 百合45克，柴鸡蛋1只，冰糖适量。

做法： 1.将百合放入水中浸泡一夜，出白沫，去其水，用清水煮。2.打入鸡蛋搅匀再煮至熟。放入冰糖调味即成。

功效： 滋阴润肺、安神。适用于肺阴虚咳嗽、咯血、肺结核、慢性支气管炎、心阴虚失眠、心烦、精神不安、惊悸等病症。常食可减少疾病，益智健脑。

百合莲藕

材料： 百合15克，鲜藕250克，莲子仁15克，白糖适量。

做法： 1.将百合、莲子仁洗净。将藕刮去表皮切小块。2.将百合、莲子仁放入铝锅内，加水适量，煮至莲子仁熟，加入藕块、白糖，继续煮至藕熟烂即成。

功效： 清热润肺、养心安神。适用于肺虚久咳、热病烦渴、水肿、遗精等病症，常人食之，树人体正气、健康少病、延年益寿。

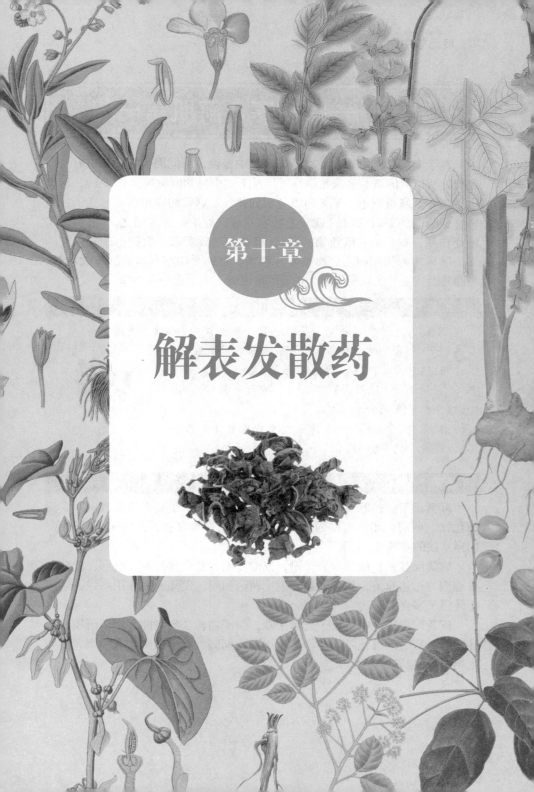

第十章

解表发散药

麻黄——疗伤寒，解肌第一药

对于麻黄，李时珍在《本草纲目》中曾说，可能因为它的味道麻，颜色黄，所以叫麻黄。名医张揖在《广雅》书中提到麻黄时云："龙沙，麻黄也。狗骨，麻黄根也，不知何以分别如此？"麻黄的应用历史悠久，古书多有记录。如李时珍曰："麻黄乃肺经专药，故治肺病多用之。"麻黄善于治疗伤寒，被誉为"解肌第一药"。麻黄的功效着重于宣散解表，以宣肺气、散风寒为作用核心。而其发汗解表、宣肺平喘、利水消肿三大功效，与肺外合皮毛、主宣发肃降、主通调水道的三大功能一一相扣。

【本草档案】

别名：龙沙、卑相、卑盐、麻黄、策敦木、生麻黄、炙麻黄等。

性味归经：味辛，微苦，温，归肺、膀胱经。

适用体质：阳虚、气虚体质。

用法用量：煎服，3～10克。发汗解表宜生用，止咳平喘多炙用。

服用禁忌：本品发散力强，凡表虚自汗、阴虚盗汗及虚喘均当慎用。

【配伍应用】

麻黄配干姜：麻黄功善发汗解表、宣肺平喘，干姜善于发散风寒、温肺化饮。两药伍用，可增强散寒解表、化饮平喘之功，适用于外感风寒、内停水饮的咳喘证。

麻黄配桂枝：麻黄辛开苦泄，遍彻皮毛，功专宣肺发汗散邪；桂枝辛甘温煦，透达营卫，功善解肌发表。两药相须，发汗解表作用增强，适用于外感风寒表实证。

麻黄配射干：麻黄长于宣肺平喘，射干功善祛痰利咽。两药伍用，共达宣肺祛痰、下气止咳之功，适用于寒饮郁肺、气逆而喘、喉中痰鸣（如水鸡声）、胸膈满闷等。

保健功效

发汗解表

麻黄味辛、微苦而性温，主入肺和膀胱经。肺外合皮毛，主司呼吸。麻黄辛温发散，长于宣肺气、开腠理、散风寒以发汗解表，有"疗伤寒第一药"之誉称。

宣肺平喘

麻黄辛散苦泄、温通宣畅，可外开皮毛之郁闭，以使肺气宣畅；内降上逆之气，以复肺司肃降之常，故善平喘，为治疗肺气壅遏所致喘咳的要药。

利水消肿

麻黄上宣肺气，可使肌肤之水湿从毛窍外散，并通调水道、下输膀胱以下助利尿之力，故宜于风邪袭表，肺失宣降的水肿、小便不利兼有表证者。

【家庭调理药膳】

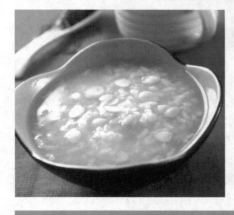

麻杏粥

材料：麻黄5克，杏仁15克，粳米100克。

做法：将麻黄用水煎汤，去沫去渣，将杏仁（最好是甜杏仁）去皮尖，放入汤中煮6～7分钟，再放入粳米，煮熟成粥，即可食用。

功效：辛温解表、化痰止咳。

绿豆麻黄饮

材料：麻黄9克，绿豆30克。

做法：将麻黄和绿豆洗净，放入砂锅中，加水适量，先用武火煮沸，撇去浮沫。再用文火煎，至绿豆开花，去渣取汁，代茶饮。

功效：发汗解表、宣肺平喘，适用于流感、伤风。

桂枝——发汗解肌，温通经脉

《神农本草经》记载："桂枝者，盖亦取其枝上皮。其本身粗厚处，亦不中用。"可见唐宋以前所说的桂枝，是用嫩枝的枝皮。宋代《本草别说》记载："今又有一种柳桂，乃桂之嫩小枝条也，尤宜入治上焦药用也。"所称柳桂，与今天所用的商品桂枝一致，是桂树的嫩枝条。大约在清代初期，柳桂逐渐成为桂枝的正品，沿用至今。

【本草档案】

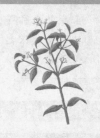

别名：桂枝尖。

性味归经：味辛、甘，性温，归心、肺、膀胱经。

适用体质：阳虚、气虚体质。

用法用量：煎服，3～10克。

服用禁忌：本品辛温助热，容易伤阴动血，凡外感热病、阴虚火旺、血热安行等证，均当忌用。孕妇及月经过多者慎用。

【配伍应用】

桂枝配甘草：桂枝能温通心阳，炙甘草能补益心气。二者伍用，辛甘化阳，能温通心阳、宁心定悸、温补心脾，具有温通而不刚燥、补益而不壅滞的特点，适用于心阳不足所致的心悸气短、自汗脉迟等。

桂枝配桃仁：桂枝辛散温通，善于温通经脉；桃仁苦泄性平，善于活血祛瘀通经。两者配伍，活血祛瘀通经之力更著，适用于瘀血内阻之痛经、闭经、头痛、腰痛等。

桂枝配茯苓：桂枝辛甘温煦，功善助阳化气；茯苓功善健脾利水渗湿。两者合用，通阳利水，适用于水湿内停，阳虚不运所致的痰饮、水肿。又因桂枝能温通心阳，茯苓善健脾宁心安神。二者伍用，又有温阳益气、宁心安神之功，适用于心阳不足所致的心悸、气短、失眠等。

桂枝配附子：桂枝辛散温通，善于温通经脉以通利关节；附子辛热，善于散寒除湿、温经止痛。二药相伍，善于温经散寒止痛，常用治风寒湿痹、肢节疼痛明显者。又因桂枝能温通卫阳，解肌发汗，附子善于补火助阳。二者伍用，有助阳解表之功，适用于阳虚外感风寒。

保健功效

发汗解肌

桂枝性甘温，能通阳扶卫，其开腠发汗之力较麻黄温和，而善于宣阳气于卫分，畅营血于肌表，故有助卫实表、发汗解肌、外散风寒之功。对于外感风寒，不论表实无汗、表虚有汗及阳虚受寒者，均宜使用。

温通经脉

桂枝辛散温通，有温通经脉之功，兼能散寒止痛。

助阳化气

桂枝甘温，既可温扶脾阳以助运水，又可温肾阳、逐寒邪以助膀胱气化，而行水湿痰饮之邪，为治疗脾阳不运，水湿内停所致的痰饮病眩晕、心悸、咳嗽，以及膀胱气化不行、小便不利的常用药。

【家庭调理药膳】

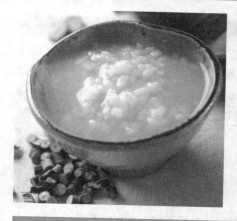

桂枝甘草粥

材料：桂枝20克，炙甘草10克，糯米50克，盐、味精、香油适量。

做法：糯米淘洗干净入锅，加清水500毫升，大火烧开，加入桂枝、炙甘草，改用小火熬煮成粥，拣出桂枝，放入盐、味精、香油搅匀即可。

功效：温通胸阳、养心安神，适用于心阳虚而致顽固性失眠、心悸、多梦易醒。

桂枝乳鸽

材料：桂枝6克，乳鸽2只，甘草3克，大枣6枚，绍酒10克，鸡汤300毫升，姜、葱、盐、胡椒粉、酱油适量。

做法：1.把乳鸽宰杀后，去毛、内脏及爪。用沸水焯一下捞起，抹上盐、绍酒、酱油、胡椒粉，腌渍30分钟，待用。2.再将乳鸽放入蒸杯内，加入鸡汤，放入桂枝、姜、甘草、大枣，放入蒸笼内蒸50分钟即成。

功效：祛寒补血。适用于血虚寒闭型冠心病患者食用。

紫苏——发表散寒，解鱼蟹毒

李时珍云："苏从酥，音酥，舒畅也。苏性舒畅，行气和血，故谓之苏。曰紫苏者，以别白苏也。"紫苏在我国种植应用约有近 2000 年的历史，主要用于药用、油用、香料、食用等方面，其叶（苏叶）、梗（苏梗）、果（苏子）均可入药，嫩叶可生食、做汤，茎叶可腌渍。

【本草档案】

别名：苏、白苏、桂荏、荏子、赤苏、红苏。
性味归经：味辛，性温。归肺、脾、胃经。
适用体质：阳虚体质。
用法用量：煎服，5 ~ 9 克，不宜久煎。
服用禁忌：气弱表虚者禁服。

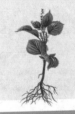

【配伍应用】

紫苏配杏仁：紫苏善于解表散寒，兼能宣肺化痰，杏仁功善降气止咳平喘。二药配伍，外能解表散寒以取微汗，内能调畅肺气以化痰止咳，适

保健功效

解表散寒

紫苏辛散性温，发汗解表、散寒之力较为缓和，轻证可以单用，重证须与其他发散风寒药合用。

行气宽中

紫苏味辛能行，能行气以宽中除胀、和胃止呕，兼有理气安胎之功，可用治中焦气机郁滞之胸脘胀满、恶心呕吐。

安胎

紫苏也可治胎气上逆、胸闷呕吐、胎动不安者

解鱼蟹毒

紫苏能解鱼蟹毒，对于进食鱼蟹中毒而致腹痛吐泻者，能和中解毒。可单用本品煎汤服，或配伍生姜、陈皮、藿香等药。

用于风寒或凉燥犯肺所致的恶寒头痛、咳嗽痰稀、气促鼻塞等。

紫苏配黄连： 紫苏叶肃肺理气和胃，黄连清热燥湿和胃。二者伍用，一温一凉，共奏和中止呕之功，适用于湿热余邪留于肺胃所致的昼夜呕恶不止。

紫苏配陈皮： 紫苏能行气宽中；陈皮能理气调中，兼能燥湿化痰。两者合用，既能理气燥湿化痰以治痰湿壅肺之咳嗽痰多、胸闷不舒，又能行气宽中除胀以治脾胃气滞之脘腹胀满、恶心呕吐。

【家庭调理药膳】

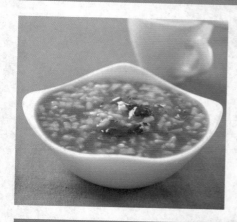

山楂紫苏粳米粥

材料： 紫苏20克，山楂10克，粳米100克。

做法： 将紫苏去杂质洗净；山楂洗净；粳米淘洗干净。再将山楂、粳米、紫苏同放铝锅内。加水800毫升，置武火上烧沸，再用文火煮35分钟即成。

功效： 健脾胃、减肥、美容养颜、祛斑。适用于冠心病患者食用。

紫苏饮

材料： 紫苏鲜叶3～5片，白糖。

做法： 将紫苏叶洗净沥水，放入杯内用开水冲泡，放入白糖成清凉饮料。

功效： 健胃解暑。健康人在炎热天气饮用，不仅增强食欲、助消化、防暑降温，还可预防感冒，治疗胸腹胀满等病症。

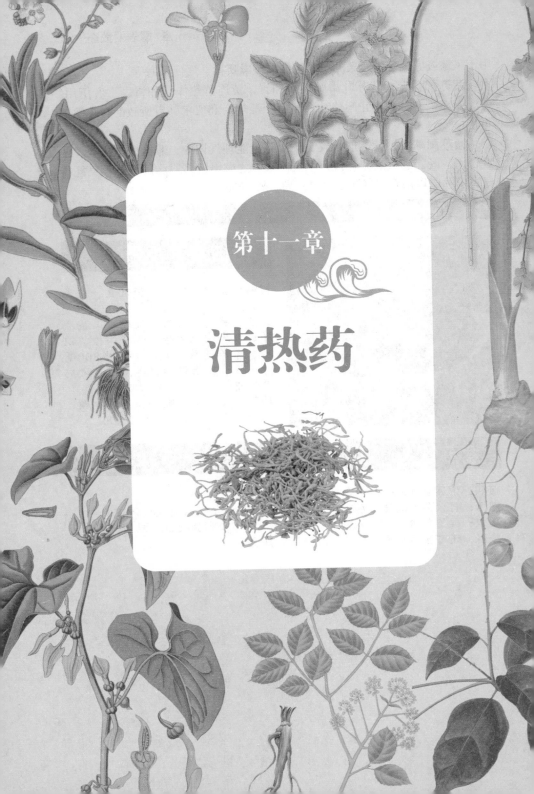

第十一章

清热药

栀子——泻火除烦，清热利湿

栀子是一味有名的中药，具有护肝、利胆、降压、镇静、止血、消肿等作用。栀子始见于《神农本草经》，又名木丹。李时珍云："卮，酒器也。栀子象之，故名。俗作栀。"现代研究，栀子能够促进胰腺分泌，能够改善肝脏和胃肠系统的功能并能减轻胰腺炎的发病程度和频率。

【本草档案】

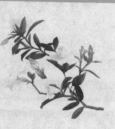

别名：木丹、越桃、黄栀子，山枝子，大红栀，黄栀、山黄栀、山栀。

性味归经：味苦，性寒，归心、肺、三焦经。

适用体质：阴虚、湿热体质。

用法用量：煎服，3～10克。栀子皮（果皮）偏于达表而去肌肤之热；栀子仁（种子）偏于走里而清内热。生用走气分而泻火；炒黑则入血分而止血。

服用禁忌：本品苦寒伤胃，脾虚便治者不宜用。

保健功效

泻火除烦

栀子苦寒清降，能清泻三焦之火邪，且能泻心火而除烦，为治热病心烦、躁扰不宁之要药。

清热利湿

栀子有清利下焦肝胆湿热之功效，可用于治疗肝胆湿热郁蒸所引起的黄疸。

凉血解毒

栀子功能清热泻火、凉血解毒。

凉血止血

栀子清利下焦湿热，还能通淋清热凉血以止血，故可治血淋涩痛或热淋证。

【配伍应用】

　　栀子配连翘：栀子苦寒清降，性缓下行，能清心肺泻三焦之火而通利小便，兼能凉血止血；连翘轻清而浮，善于清心泻火，解散上焦之热，且能宣畅气血，以散血积气聚。二药相须，共奏清心除烦、凉血解毒之功，适用于心经有热之口舌生疮、尿赤短涩者。

　　栀子配茵陈：栀子善泄热利湿、泻火除烦；茵陈长于清热利湿、利胆退黄。二药配用，以茵陈为主，栀子为辅，茵陈得栀子之佐，清热利湿、利胆退黄作用倍增，从而导湿热从小便而去，为治疗湿热黄疸必不可少之药，适用于湿热黄疸。

　　栀子配黄芩：栀子善清三焦火热、祛湿解毒；黄芩偏清泻上、中二焦之火热，尤善清肺中伏火，且能燥湿。二药配用，黄芩得栀子之助清肺中伏火之力增强，合而用之，能清三焦、泻肺热，适用于肺热所致的发热烦渴、咳嗽痰黄等。

【家庭调理药膳】

栀子鲜藕茅根粥

材料：栀子7～10克，鲜藕60克，白茅根30克，粳米100克。
做法：1.将栀子仁研为细末备用。鲜藕洗净切薄片，白茅根煎汁去渣。2.将白茅根汁、藕片、粳米共入锅中，加水适量煮粥，待熟时调入栀子仁末，再炖片刻即成。
功效：清热生津、凉血止血，适用于胃热吐血、便血等症。

栀子车前香附粥

材料：栀仁3～5克，鲜车前草30克，香附6克，茵陈30克，粳米100克。
做法：1.将栀子仁、香附共研细末备用。车前草、茵陈共放入锅中，水煎去渣取汁。2.粳米洗净放入药液中，加水适量煮粥，待熟时调入栀子仁香附末，再炖片刻即成。每日1剂，分2次服食，连用3～5日为一疗程。
功效：疏肝利胆、清热利湿，适用于肝胆湿热胁痛等症。

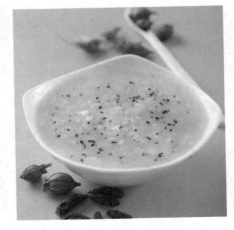

决明子——清热明目，清肠通便

决明子是一味可"大用"亦可"小用"的中药。大用是指它的药用，如决明子清肝明目的功效适用于眼科如青光眼、白内障、结膜炎等病患者，润肠通便的功效适用于慢性便秘患者，降血脂降血压的作用适用于高脂血症、高血压病、冠心病、动脉粥样硬化等心脑血管疾病患者。小用是指它的保健功效，如清肝、明目、润喉、消肿等症。

目前市面上多将决明子用于减肥。在应用中我们要注意，购买的决明子多为生的，直接泡水喝易导致腹泻。可以先在锅内炒熟后服用。女性长期饮用决明子茶可能会导致月经不调，或导致习惯性便秘，建议连续喝两周后停服一个月左右。

【本草档案】

别名：决明、草决明、马蹄决明、假绿豆、假花生、假咖啡豆、喉白草。

性味归经：味甘、苦、咸，微寒，归肝、肾、大肠经。

适用体质：痰湿、血瘀体质。

用法用量：煎服，10～15克，用于通便不宜久煎。

服用禁忌：气虚便溏者不宜应用。

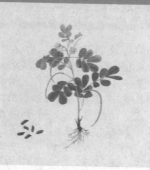

【配伍应用】

单味药用或配夏枯草、菊花：用于肝热或肝经风热所致的目赤肿痛、羞明多泪最为适宜。

决明子配伍枸杞子、生地、女贞子：可用于目昏暗、视物不明之虚证。

决明子与钩藤、龙骨、牡蛎：常用于头痛、头晕、目眩等肝阳上亢证。

决明子配石决明：决明子子既能清肝火、散风热，又能益肝肾，且能润肠通便；石决明质重，长于平肝潜阳，清肝泄热。二药配用，既能平肝清火，又能养肝潜阳，适用于肝火上炎之目赤肿痛、羞明多泪、头胀头痛等，肝阴亏虚、肝阳上亢之头晕目眩、视物昏暗、目睛干涩。

保健功效

清热明目

决明子主入肝经，具有清肝明目的作用，常用于治疗肝热目赤肿痛、羞明多泪。

润肠通便

决明子性味甘咸寒，兼入大肠经而能清热润肠通便，用于内热肠燥、大便秘结。

清泻肝火

决明子苦寒入肝，既能清泻肝火，又兼能平抑肝阳，故可用治肝阳上亢之头痛、眩晕。

【家庭调理药膳】

枸杞决明子鱼片汤

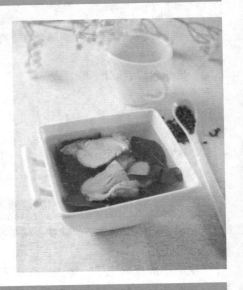

材料：决明子40克，枸杞叶480克，草鱼160克，姜5克，盐4克。

做法：1.枸杞菜取叶，枸杞梗捆成一扎，用水洗净。生姜用水洗净，去皮，切1片。决明子用水淘洗，盛于纱布。鲩鱼肉去鳞片，用水洗净，抹干，连皮切片。2.加水入瓦煲内，煲至水滚。放入枸杞梗、决明子和生姜，用中火煲20分钟。3.取起枸杞梗，再放入枸杞叶，滚熟。以细盐调味，将鱼片放入一滚，鱼片熟，即可饮用。

功效：清肝肾热、降肺火。

决明苁蓉蜂蜜茶

材料：炒决明子、肉苁蓉各10克，蜂蜜适量。

做法：将炒决明子、肉苁蓉共入茶杯中，沸水冲泡，加盖焖10分钟，调入蜂蜜适量即成。代茶频饮。

功效：润肠通便，适用于习惯性便秘和老年性便秘。

黄芩——清热燥湿，泻火解毒

药理实验证实，黄芪具有解热、抑菌、镇静、降压等作用。过去药用货源多为野生，现多为人工栽培。提取黄芩苷、黄芩素是新成药的原料。黄芩的性状特殊，外表黄色、坚实，中间却呈腐败的黑色或中空，黄芩还是一味安胎的圣药。

【本草档案】

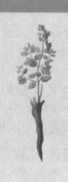

别名：腐肠、空肠、内虚、妒妇、经芩、黄文、印头。

性味归经：味苦，性寒，归肺、胃、胆、大肠经。

适用体质：阴虚、湿热体质。

用法用量：煎服，3～10克。清热多生用，安胎多炒用，止血多炒炭用。清上焦热多酒炒用。本品又分枯芩（即生长年久的宿根，善清肺火）、条芩（为生长年少的子根，善清大肠之火，泻下焦湿热）。

服用禁忌：苦寒伤胃、脾胃虚寒者不宜使用。

【配伍应用】

黄芩配厚朴：黄芩善清热燥湿、泻火解毒；厚朴善能燥湿散满以运脾，行气导滞而除胀。二药配用，一温一寒，辛开苦降，既清热化湿，又理气除胀，以湿除火降，气机行调，适用于脾胃湿热之脘腹痞闷胀满，苔垢黄腻。

黄芩配黄连：二者均为苦寒清热泻火之品，本品功善清肺火，黄连功善泻心胃之火、去中焦湿热。二药相伍，以泻上、中二焦邪热为见长，其清热燥湿、泻火解毒作用显著，适用于中焦、上焦火热炽盛所致的高热头痛、目赤肿痛、齿龈肿胀、口舌生疮等，及湿热泄泻或痢疾。

黄芩配桑白皮：黄芩以清泻肺热见长，桑白皮具有清肺消痰、降气平喘之功。二药配用，清肺泻热之力明显增强，共奏泻肺、平喘、止咳之功，适用于肺热壅盛之喘咳。

保健功效

清热燥湿

黄芩性味苦寒，功善清热燥湿，尤以清肺胃胆及大肠之湿热为长，其清中上焦湿热。能治湿温、暑湿证，及湿热阻遏气机而致胸闷、身热不扬、恶心呕吐、舌苔黄腻等。

泻火解毒

黄芩气薄味苦，能清上泻下，走表达里，功能清肺热、泻心火、降胃火，兼能除痰浊、解肌热、拔疔毒，善清肺火及上焦实热，故常用于治疗肺热壅遏，肺失清降所致咳嗽、痰黏且稠。此外，还可用治外感热病，中上焦郁热而致壮热烦渴、面赤唇燥、溲赤便秘、苔黄脉数。

安胎

黄芩性主寒凉，善泄亢盛之火以凉血，清胞宫之热而安胎，且苦泄之中兼能补脾气，故清泻而不损生机，除胎热亦不伤正气，为清热凉血安胎之圣药，故适用于火毒炽盛、迫血妄行的出血症，如吐血衄血、便血崩漏等；热扰胞宫而致胎动不安者，用其清热以安胎。

止血

黄芩能清热泻火以凉血止血，可用治火毒炽盛迫血妄行之吐血、衄血等证。

【家庭调理药膳】

参芪胶艾粥

材料：黄芪、党参各15克，鹿角胶、艾叶各6～10克，升麻3克，当归、砂糖各10克，粳米100克。

做法：1.将党参、黄芪、艾叶、升麻、当归入砂锅煎取浓汁，去渣，备用。2.加入粳米、鹿角胶、砂糖煮粥。

功效：补气摄血。适用于产后恶露过期不止，淋漓不断，量多色淡红，质稀薄，小腹空坠，神疲懒言。

防风黄芪牛肉汤

材料：黄芪10克，防风10克，牛肉250克，白术10克，红枣10枚。

做法：1.将牛肉洗净，切成小块放入水中煮沸，把上面的血沫撇掉，3分钟

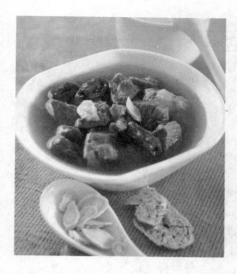

后将牛肉捞起，用凉水冲洗一下。

2.在锅里放适量的水，将洗净的黄芪、白术、防风、红枣放进锅里，搅拌均匀，再用大火煎煮半小时。

3.把煮好的牛肉块放入已经煮了半个小时的药汤锅里，改用小火再炖2小时，等到牛肉熟透，将黄芪、防风、白术拣出来，加入适量盐、葱、姜后，继续用大火再煮8分钟，最后放少许味精即可。

功效：益气补肺、养心安神、强身健体。平时容易感冒、体质虚弱、怕冷的人，可以每天喝一次，不仅可以增强体质，还能预防感冒。

金银花——清热解毒，疏散风热

金银花是我们非常熟悉的一味中药，被称为"清热解毒第一花"。不仅因其自身形美芳香，能使人容颜焕发，更因其具有清热解毒的功效。在炎热的夏季，用金银花泡茶喝，或者加上杭白菊、枸杞等，既能清暑降火，还能清热解毒。金银花是冬季过后最早盛开的花朵，所以又叫忍冬。

【本草档案】

别名：忍冬、金银藤、鸳鸯藤、鹭鸶藤、老翁须、左缠藤、通灵草、金藤花、银花、金花。

性味归经：味甘，性寒。归肺、心、胃经。

适用体质：湿热体质。

用法用量：煎服，10～15克。

服用禁忌：脾胃虚寒及气虚疮疡脓清者忌用。

【配伍应用】

金银花配黄芪：金银花以清热解毒见长，黄芪功善补气、托疮生肌。二者相须为用，共奏解毒消肿、托疮生肌的作用，适用于气虚之人患有痈肿。

保健功效

清热解毒

金银花甘寒，善能清热解毒，以散痈消肿，为治一切内痈外痈之要药。治疗痈疮初起，具有红肿热痛症状者，可单用本品煎服，并用药渣外敷处。

疏散风热

金银花甘寒，芳香疏散，本品善清心、胃热毒，有透营转气之功，配伍水牛角、生地、黄连等药，可治热入营血、舌绛神昏、心烦少寐，如"清营汤"（《温病条辨》）；金银花还能散肺经热邪、透热达表，常与连翘、薄荷、牛蒡子等同用，治疗外感风热或温病初起、身热头痛、咽痛口渴，如"银翘散"（《温病条辨》）；若与香薷、厚朴、连翘同用，又可治疗暑温，发热烦渴，头痛无汗，如"新加香薷饮"（《温病条辨》）。

金银花配大青叶：二者均有清热解毒之功，本品既可清风温之热，又可解血中之毒；大青叶既能能泻火凉血，又能清营血中之热毒。二者配用，相辅相成，增强清热解毒作用明显，适用于疮疡肿毒之发热及败血症等。

金银花配连翘：二者均有清热解毒的作用，金银花气味芳香，既可清风温之热，又可解血中之毒，偏于透上焦之热；连翘轻清而浮，善清心而去上焦诸热，散结消肿而治疮，偏于透达三焦及腠理之热。二药相须为用，清热解毒之力倍增，既能透热解表，又能清解里热毒邪，还能疏通气血，以达消肿散结止痛之功效，适用于外感风热或温病初起表里俱热者。

【家庭调理药膳】

蜜糖银花露

材料：金银花30克，白蜂蜜30克。

做法：将金银花加水500克煎汁去渣，冷却后加白蜂蜜调匀即成。

功效：润肺止咳，对肺燥咳嗽有良好的疗效，常饮还能预防流感。

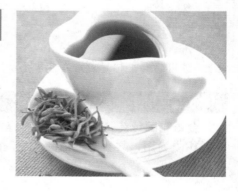

消暑饮

材料：金银花10克，乌梅5克，白糖适量。

做法：1.将乌梅洗净放入铝锅内，加水适量煮沸。2.放入金银花同煮20分钟，去渣取汁，调入白糖即成。

功效：清热解毒、生津止渴。适用于防治小儿疖肿、咽喉肿痛、痢疾等症。

蒲公英——解毒消肿，清肝热

蒲公英其含有蛋白质、脂肪、碳水化合物、微量元素及维生素等，春季里营养价值最丰富，可生吃、炒食、做汤，是药食兼用的植物。蒲公英有利尿、缓泻、退黄疸、利胆等功效，被广泛应用于临床。《本草纲目》有云："蒲公英嫩苗可食，生食治感染性疾病尤佳。"蒲公英又叫尿床草，对于利尿具有非常好的效果，它还具有丰富的胡萝卜素、维生素C及矿物质，对消化不良、便秘都有改善的作用。另外，蒲公英叶子还能改善湿疹、舒缓皮肤炎、关节不适的净血功效，根则具有消炎作用，可以治疗胆结石、风湿，花朵煎成药汁可以去除去雀斑。

【本草档案】

别　名：耩褥草、尿床草、金簪草、黄花地丁。

性味归经：味苦、甘，性寒，归肝、胃经。

适用体质：湿热体质。

用法用量：煎服，10～30克。外用适量。

服用禁忌：用量过大，可致缓泻。

【配伍应用】

蒲公英配白茅根、金钱草、车前子：用于热淋涩痛，湿热黄疸。蒲公英苦寒，清热利湿、利尿通淋，故对湿热引起的淋证、黄疸等也有较好的效果，四者合用可以加强利尿通淋的效果。

蒲公英配夏枯草：二者皆为清热之品，均入厥阴肝经，蒲公英功善清热解毒、疏郁散结、行滞通络；夏枯草善于清肝火、散郁结。二药配用，清热解毒之中兼能化滞散结，清解而不郁遏，使清热解毒、行滞散结之力加强。适用于肝胆热毒、湿热郁结所致黄疸、胁肋疼痛、肝郁气滞，肝经

保健功效

清热解毒

　　蒲公英苦寒，为清热解毒、消痈散结之佳品，故主治内外热毒疮痈诸证，兼能疏郁通乳，又为治疗乳痈之要药。

消肿散结

　　蒲公英也可以用于治疗肠痈腹痛，鲜品外敷还可用治毒蛇咬伤。

利湿通淋

　　蒲公英味苦、甘而寒，能清利湿热、利尿通淋，对湿热引起的淋证、黄疸等有较好的疗效。

实火、热毒内蕴之咽喉肿痛、目赤肿痛，火热邪毒郁结所致的疔疮痈肿、瘰疬痰核、乳痈初起等。

【家庭调理药膳】

蒲公英绿豆汤

材料：蒲公英100克，绿豆50克，白糖适量。

做法：1.将蒲公英去杂洗净，放砂锅内，加适量水煎煮，煎好后滤出汁液，弃去渣。2.将汁液再放入铝锅，加入去杂洗净绿豆煮至熟烂。加入白糖搅匀即成。

功效：清热解毒、利尿消肿。适用于多种炎症、尿路感染、小便不利、大便秘结等病症。

凉拌蒲公英

材料：蒲公英500克，精盐、味精、蒜泥、麻油适量。

做法：将蒲公英去杂洗净，入沸水锅焯透，捞出漂净，挤干水切碎放盘内，加入精盐、味精、蒜泥、麻油，食时拌匀。

功效：适用于急性乳腺炎、淋巴腺炎、瘰疬、疔疮肿毒，急性结膜炎、急性扁桃体炎、胃炎、肝炎、胆囊炎、尿路感染等病症。

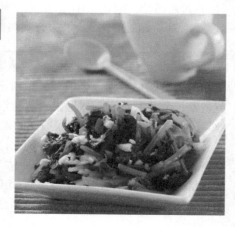

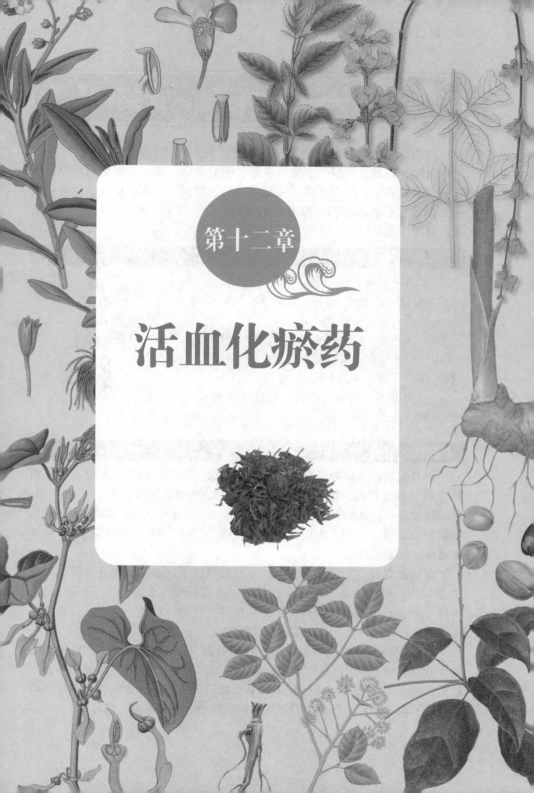

第十二章

活血化瘀药

川芎——活血行气，止疼痛

药用川芎为伞形科植物川芎的根茎。前人有"头痛不离川芎"之说。无论风寒、风热、风湿、血虚、血瘀引起的头痛，均可应用川芎治疗。现代药理实验表明，川芎还能扩张冠状动脉，增加冠脉血流量及改善心肌血流量，增强心脏收缩力，改善心脑供氧，以及镇静、解痉、抗菌、抗癌、抗辐射等作用。

【本草档案】

别名：香果、山鞠劳、穹劳、胡劳。

性味归经：味辛，性温。归肝、胆、心包经。

适用体质：血瘀体质。

用法用量：内服：煎汤，3～10克；研末，每次1～1.5克；或入丸、散。外用：适量，研末撒或煎汤漱口。

服用禁忌：阴虚火旺，月经过多及出血性疾病慎服。

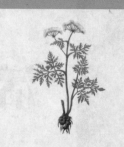

【配伍应用】

川芎配当归：川芎辛温而燥，偏于活血行气；当归甘补辛散，质润而腻，偏于养血和血。两药伍用，既能活血、养血，兼能行气，三功并举，且润燥相济，使祛瘀而不耗伤气血，养血而不致血壅气滞，共奏活血祛瘀、养血和血之效，适用于血虚、血瘀之头痛、月经不调、痛经闭经、产后瘀血腹痛、风湿痹痛等。

川芎配乌药：川芎辛温香窜，上行巅顶，下达血海，能升能降，为血中之气药，功善活血；乌药辛开温通，功偏行气，上走脾肺，下通肝肾，有行气散寒止痛之功。两药合用，共奏活血化瘀、行气止痛之功，适用于气滞血瘀所致的月经不调、痛经、闭经等。

川芎配白芍：川芎辛温香窜，偏于升散，活血行气；白芍微苦略酸，偏于收敛，养血敛阴。两药伍用，活血、养血兼顾，疏肝、柔肝并举，使活血祛瘀而不伤正气，疏肝开郁而不损肝阴，适用于肝血或肝阴不足所致的月经不调、闭经，肝郁血滞所致的胸胁胀痛、月经不调、痛经等。

保健功效

活血行气

　　川芎辛散温通，既能活血化瘀，又能行气止痛，为"血中之气药"，有通达气血的功效，能治气滞血瘀之胸胁、腹部诸痛。

活血调经

　　川芎为妇科要药，能活血调经，可用治多种妇产科的疾病。

祛风止痛

　　川芎辛温升散，能祛风止痛，为治头痛要药，无论风寒、风热、风湿、血虚、血瘀头痛均可随症配伍用之。

【家庭调理药膳】

川芎鳝鱼汤

材料： 川芎6克，鳝鱼500克，当归15克，料酒适量。

做法： 1.将鳝鱼剖去背脊骨、内脏、头尾，切成鱼片后切丝；将当归、川芎装入纱布袋内封口。2.将鱼丝、药袋放入锅中，加入料酒、调味品、适量清水用武火烧沸，去浮沫再用文火煎熬1小时，捞出药袋加入味精即成。食鱼饮汤，分餐食用。

功效： 活血养血、通脉止痛。辅治损伤、头痛、眩晕。

川芎糖茶

材料： 川芎6克，绿茶6克，红糖适量。

做法： 将川芎去杂洗净，切片，与绿茶同放入砂锅内，加入适量红糖，清水一碗半煎煮至一碗的量，去渣饮用。

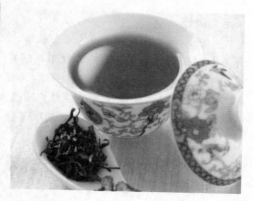

功效： 祛风止痛，民间常用以治疗风寒头痛、血虚头痛等症。

丹参——活血调经，祛瘀止痛

丹参、人参及党参是迥然不同的药物，所含成分不同，药理也不一样。中医认为丹参"入心"，可入药膳，如丹参搭配苦瓜煮汤或丹参搭配菊花煮茶，都具活血去瘀、清热泻火的作用，可辅助保健。李时珍云："五参五色配五脏。故人参入脾，曰黄参；沙参入肺，曰白参；玄参入肾，曰黑参；牡蒙入肝，曰紫参；丹参入心，曰赤参。其苦参，则右肾命门之药也。"久服丹参有轻身长寿的功效。

【本草档案】

别名：蝉草、木羊乳、逐马、赤参、山参、奔马草。

性味归经：味苦，微寒。归心、肝经。

适用体质：血瘀体质。

用法用量：内服：煎汤，5～15克，大剂量可用至30克。

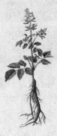

服用禁忌：妇女月经过多及无瘀血者禁服，孕妇慎服，反藜芦。

保健功效

活血调经

丹参性微寒而缓，功善活血祛瘀，能祛瘀生新而不伤正，善调经水，为妇科调经常用药。《本草纲目》谓其"能破宿血，补新血"。临床常用于月经不调、经闭、痛经及产后瘀滞腹痛，《妇科明理论》有"一味丹参散，功同四物汤"之说。因其性偏寒凉，对血热瘀滞之证尤为相宜。可单用研末酒调服，如"丹参散"（《妇人良方》）。

祛瘀止痛

丹参善能通行血脉、祛瘀止痛，广泛应用于各种瘀血病证。

凉血消痈

丹参性寒，既能凉血活血，又能清热消痈，可用于热毒瘀阻引起的疮痈肿毒，常配伍清热解毒药用。

【配伍应用】

丹参配桂枝： 丹参能活血化瘀，桂枝能助阳通脉。两药配伍应用，共奏温阳活血、通脉止痛之功，适用于心阳不振、瘀血痹阻之胸痛心悸等。

丹参配葛根： 丹参既能活血化瘀，兼具祛瘀生新；葛根轻扬升发，能解肌退热、生津止渴。两药配伍，相辅相成，活血化瘀、生津通脉效力增强，适用于阴虚消渴兼有瘀血证者。

丹参配砂仁： 丹参长于活血化瘀；砂仁长于行气畅中。两药伍用，调气、化瘀止痛功效显著，适用于血瘀气滞所致的胃脘疼痛、胸痹心痛。

丹参配人参： 丹参活血化瘀，兼能养血；人参大补元气，能补气生血。两药伍用，既能养血活血，又能补气生血，使气血相生，适用于气虚血瘀之心悸、胸闷、胸痛或月经不调等。

【家庭调理药膳】

丹参舒心茶

材料： 丹参15～20克，北沙参15克，何首乌15～25克。

做法： 将以上各药加水适量煎至800毫升即可，每日1剂，分3～4次饮用。可酌加红糖调味。

功效： 补肾养胃、生津填精、活血通脉、抗老祛病。

丹参红花炖乌鸡

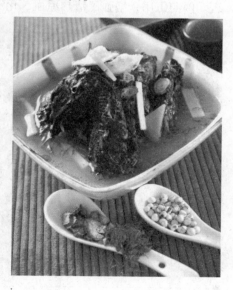

材料： 丹参10克，红花6克，乌鸡1只，川贝母15克，绍酒10克，盐、味精、姜、葱、胡椒粉适量。

做法： 1.将乌鸡宰杀后，去毛、内脏及爪；丹参润透，切成薄片；红花去杂质，洗净；川贝母去杂质，打成大颗粒；姜拍松，葱切段。2.将乌鸡、川贝母、红花、丹参、姜、葱、绍酒同放炖锅内，加清水2800毫升，置于大火上烧沸，再用小火炖煮35分钟，加入盐、味精、胡椒粉搅匀即成。

功效： 活血祛痰、养气通络，适用于痰瘀型冠心病患者食用。

红花——活血通经，散瘀止痛

名为"红花"的药物有两种，一种为红花，另一种为西红花，两者名称虽然相似，但功效却不完全相同。两者中，药效以西红花为佳，又叫藏红花。其采自海拔 5000 米以上的高寒地区，藏红花又叫番红花或西红花，是驰名中外的"藏药"。其药效奇特，尤其以活血养血而闻名天下。由于西红花产量较少，所以价格昂贵，因此又有"红色金子"之称。

【本草档案】

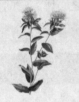

别名：红蓝花、黄蓝。

性味归经：味辛，性温，归心、肝经。

适用体质：血瘀体质。

用法用量：煎服，3~9克，外用适量。

服用禁忌：孕妇忌服，有出血倾向者不宜多用。

【配伍应用】

红花配紫草：红花能活血通脉以化滞消斑，紫草能清热凉血以透疹消斑。两药伍用，增强了清热凉血、化滞消斑功效，适用于热瘀血滞之斑疹

保健功效

活血通经

红花味辛散温通，为活血化瘀、通经止痛之要药，是妇产科血瘀病症的常用药。治痛经，单用奏效，以本品一味与酒煎服，如"红蓝花酒"（《金匮要略》）。

祛瘀止痛

红花能活血通经、祛瘀消癥，可治疗癥瘕积聚。

消肿止痛

红花能通利血脉，消肿止痛，为治跌打损伤、瘀滞肿痛之要药。

化滞消斑

红花能活血通脉以化滞消斑，可用于瘀热郁滞之斑疹色暗。

色暗。

红花配肉桂：红花具有活血通经、和血止痛的功效；肉桂能补火助阳、散寒止痛。两药合用，辛散温通、温阳散寒、活血止痛之功显著，适用于寒凝血脉所致的经闭、痛经、产后瘀滞腹痛、胸痹心痛、少腹瘀痛等。

红花配柴胡：红花辛散温通、和血止痛、活血通经，柴胡芳香升散、疏肝理气、解郁散滞。两药配伍，可气血双调，共奏行气活血止痛之功，适用于血瘀气滞所致的胸胁疼痛、月经不调及外伤肿痛。

【家庭调理药膳】

红花葛金桃仁汤

材料：红花15克，葛根30克，桃仁12克，郁金10克。
做法：将上述四品共入锅中，水煎去渣取汁即成。每日1剂，连服7～10日为一疗程。
功效：活血行瘀，治疗冠心病。

红花山楂酒

材料：红花15克，山楂30克，白酒250克。
做法：将红花、山楂共入白酒中，浸泡1周后即可饮用。每次饮15～30克，每日2次。
功效：活血行瘀。适用于血瘀型月经过少等症。

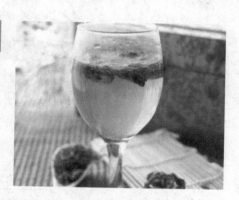

益母草——活血调经，消水肿

益母草是为女人而生的草，它与女人的身体关系密切，自古用于治疗妇女经脉不调，胎产一切血气诸病，并用于明目益精，所以有益母、益明的称谓。由于其草茎呈方柱形，类似于天麻所以又名野天麻。

益母草辛散苦泄，有活血调经、利尿消肿的作用，虽然是女性经产病的重要用药，但益母草也要对症用才有效。中医讲"异病同治"，也就是说，只要是瘀血阻滞引起的月经不调、痛经、闭经、产后瘀阻腹痛等病症，都可以用益母草治疗。若经血量少色淡，伴有乏力、面色萎黄、小腹冷痛、腰酸痛等血虚或肾虚患者不宜用益母草，用后反而伤其正气。除药用外，其茎叶可食，味道清香爽口，凉拌或煲汤皆宜，又是营养价值很高的野生保健蔬菜。

【本草档案】

别名：茺蔚、贞蔚、益母、益明、贞蔚、野天麻、猪麻、郁臭草、苦低草、夏枯草、土质汗。

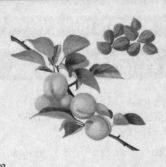

性味归经：味苦、辛，微寒，归肝、心包经。

适用体质：血虚、血瘀体质。

用法用量：煎服，10 ～ 30 克，或熬膏，入丸剂。外用适量捣敷或煎水外洗。

服用禁忌：孕妇忌服，血虚无瘀者慎用。

【配伍应用】

益母草配当归：益母草长于祛瘀生新、活血调经，行血而不伤新血；当归长于调经止痛、补血活血，补血而兼能和血。两药伍用，补而不滞，活而不破，共奏活血养血调经之功，适用于血虚血瘀所致的月经不调、经行腹痛、崩漏下血等。

保健功效 ◀

活血调经

益母草主入血分，苦泄辛散，善活血调经，祛瘀通经，为妇产科要药，故名益母，可单用熬膏服，治血滞经闭、痛经、月经不调。

利水消肿

益母草既能活血化瘀，又能利水消肿，治水瘀互阻所致水肿。

清热解毒

益母草既能活血散瘀以止痛，又能清热解毒以消肿，治疮痈肿毒、皮肤瘾疹，可单用外洗或外敷。

益母草配红花：益母草祛瘀生新、调经止痛，红花善行血滞、活血止痛。两药合用，活血祛瘀、调经止痛作用增强，适用于瘀血所致的腹痛、月经不调，产后恶露不行，以及跌打损伤、瘀血伤痛等。

益母草配仙鹤草：益母草能活血调经、祛瘀生新，仙鹤草能收涩止血，兼能扶正。两药配伍，通涩并用，通不破泄，涩不留邪，相反相成，共奏祛瘀调经止血之功，适用于瘀血阻滞所致崩漏下血、月经过多、产后恶露不止等。

【家庭调理药膳】

五味益母草蛋

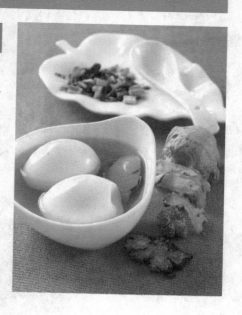

材料： 益母草30克，当归15克，川芎12克，田七粉1克，炮姜3克，鸡蛋两个，料酒、食盐、葱各适量。

做法： 1.将益母草、当归、川芎、炮姜、田七粉全部装入纱布袋内，扎紧口。把鸡蛋外壳洗净，用清水泡1小时。2.再将药袋盆大砂锅内，加清水，旺火煮15分钟。将连壳鸡蛋加入同煮。3.蛋熟后剥壳，将鸡蛋及壳均留在药液中，加食盐、料酒、葱，改小火再煮15分钟即可。喝汤，吃蛋。每日1剂，汤分2～3次喝完。

功效： 活血化瘀、行气止痛，适用于瘀血内阻所致产后恶露不绝。

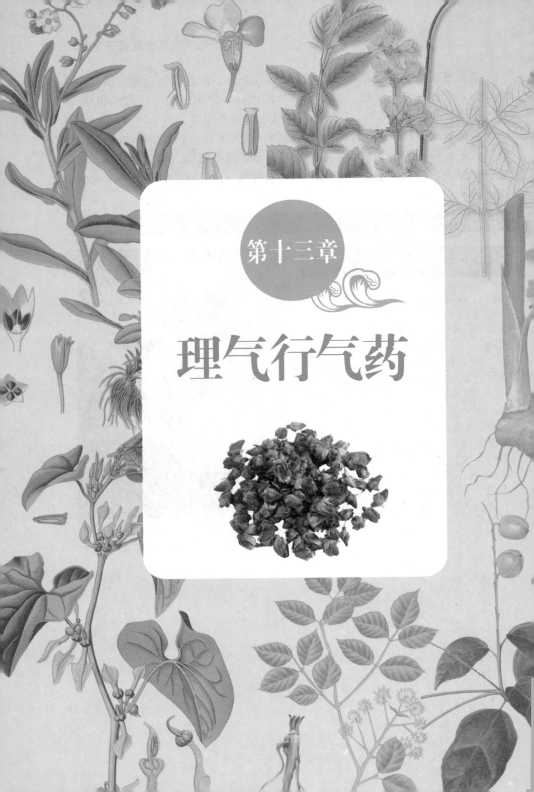

第十三章

理气行气药

陈皮——理气健脾，燥湿化痰

陈皮，是我们平时所吃的橘子的皮，放置的时间越久，其药效越强。

中医认为，橘皮苦能泄能燥，辛能散，温能和。能治百病，具有理气、祛燥、祛湿的功效。同补药则补，同泻药则泻，同升药则升，同降药则降。久服还能滋润皮肤，改善面部暗哑无光。目前多以柑皮代替，效果无明显区别，但如用柚皮代替，功效则相差悬殊。

【本草档案】

别名：橘皮、广陈皮、新会皮、红皮。

性味归经：味辛、苦，性温，归脾、肺经。

适用体质：气虚、湿热体质。

用法用量：内服：煎汤，3～10克，或入丸、散。

服用禁忌：气虚证、阴虚燥咳、吐血证，以及舌赤少津、内有实热者慎服。

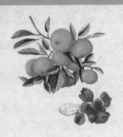

【配伍应用】

陈皮配人参：陈皮味辛苦性温，具有理气健脾、燥湿化痰的功效；人参味甘微苦性平，能大补元气、补脾益肺、生津、安神益智。二药配伍，增强益气健脾、理气和胃之功，并能顾护脾胃，促进消化，使人参补而不

保健功效

理气健脾

陈皮因其苦温而燥，故最适宜治疗寒湿阻中之气滞。

燥湿化痰

陈皮辛行苦泄而能宣肺止咳，既能燥湿化痰，又能温化寒痰，为治痰之要药。

通痹止痛

陈皮，辛行温通、入肺走胸，而能行气通痹止痛。

滞，更好地发挥补益作用。适用于脾胃虚弱而兼气滞者。

陈皮配半夏：陈皮辛苦性温，有健脾理气、化痰燥湿之功；半夏味辛性温，不仅具有燥湿化痰的功效，还能降逆止呕。二药伍用，陈皮得半夏之助，痰清气自降，理气和胃之力尤著；半夏得陈皮之助，则气下而痰清，化痰之力尤胜。二药相使为用，理气健脾、降逆止呕、燥湿化痰作用显著。

陈皮配苍术：陈皮辛苦性温，有理气健脾、燥湿化痰之功；苍术辛苦温，不仅燥湿健脾，还能祛风散寒，明目。二药配伍，燥湿健脾、理气和胃作用增强，适用于湿浊中阻，脘痞呕恶，纳少便溏等。

【家庭调理药膳】

陈皮茯苓粥

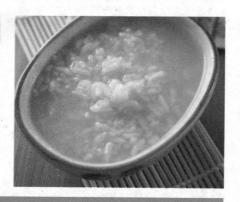

材料：陈皮20克（或鲜者30克），茯苓30克，粳米100克。
做法：1.先将陈皮、茯苓煎取药汁去渣，然后加入粳米煮粥。2.或将陈皮晒干和茯苓共为细末，每次3~5克，调入已煮沸的米粥中，同煮粥。每日1~2次，连服10~15天。
功效：理气健脾、化痰安神。

陈姜带鱼

材料：陈皮10克，带鱼500克，生姜10克，胡椒2克，豆豉6克，油、盐、味精适量。
做法：1.带鱼洗净切段、油炸。2.带鱼段加入生姜、陈皮丝、胡椒面、豆豉、盐、味精、清水200毫升，煮沸30分钟即成。食鱼饮汤。
功效：温中和胃、理气化痰。

香附——疏肝解郁，调经止痛

香附为莎草的根茎。香附在《别录》以前都称为莎草，古代常用此草制作蓑笠和雨衣。莎草的根块相续而生，可以合香，所以后人称为香附子。

中医认为，香附具有疏肝解郁、调经止痛、理气宽中之功效，善治肝郁气滞之胁痛，痛经、月经不调、闭经、崩漏等，因此历代医家均称香附为妇科良药。李时珍称之为"气病之总司、女科之主帅"。

【本草档案】

别名：莎草根、香附子、三棱草根、头草、回头青、雀头香、水香棱、水巴戟、水莎、侯莎、莎结、夫须、续根草。

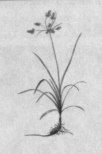

性味归经：味辛、微苦、微甘，性平，归肝、脾、三焦经。

适用体质：气郁体质。

用法用量：煎服，6～9克。

服用禁忌：血虚气弱者不宜单用，阴虚血弱者慎用。

【配伍应用】

香附配当归：香附味辛能散，苦能疏泄，具有理气解郁、调经止痛的功效；当归辛苦温，善于补血调经、活血止痛、润肠通便。二药配伍，一理气一和血，互补为用，气血共理，则增强疏肝和血、调经止痛的效力，适用于月经不调、小腹胀痛、胸胁刺痛、乳房胀痛。

香附配艾叶：香附辛散苦降，不寒不热，善于理气开郁、调经止痛，为妇科调经之良药；艾叶辛苦温，温经散寒、理气暖宫。二药配伍，一气一血，气血并调，温经散寒、调经止痛功效显著。适用于肝郁挟寒、月经不调、经行腹痛，或少腹冷痛、宫冷不孕、胎动不安、带下绵绵等。

保健功效

疏肝理气

香附主入肝经气分，以散肝气之郁结为长，味苦疏泄以平肝气之横逆，故为疏肝解郁、行气止痛之要药。

调经止痛

香附辛行苦泄，善于疏理肝气、调经止痛，为妇科调经之要药。

理气调中

香附味辛能行而长于止痛，不仅能疏肝解郁，还能入脾经，而有宽中、消食下气等作用，故临床上也常用于治疗脾胃气滞证。

香附配紫苏：香附味辛微苦，性平，疏肝解郁、调经止痛、理气调中；紫苏味辛甘温，行气宽中、安胎。香附入血分，行血中之气；紫苏走气分，以行气宽中。二药配伍，一血一气，气血双调，理气解郁、行气止痛、消胀除满之力增强。适用于气血不调、胸腹胀满不舒，以及妊娠呕吐、腹胀等。

【家庭调理药膳】

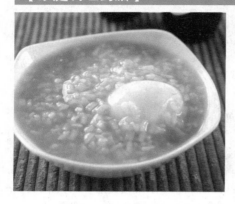

香附粥

材料：香附3克，鸡蛋1只，粳米100克。

做法：先将香附与鸡蛋加水一同煮至鸡蛋熟，然后用粳米煮粥后加入香附汁，最后调入红糖与鸡蛋同服。每日2次，温热服用。

功效：温经止痛、补益气血，适用于闭经。

木香——行气止痛，健脾消食

木香是一种常见的药材，其原型是菊科植物木香、川木香的根。

关于木香的药用作用，医书中记载颇多，也较为详尽。其中，《别录》载木香可以"疗气劣、肌中偏寒；主气不足，消毒，（治）温疟，行药之精"。意思是说木香可以治疗气劣、肌中偏寒，意指其有一定的行气功效，可有效通气、散寒。

【本草档案】

别名：云木香、广木香。

性味归经：味辛、苦，性温。归脾、胃、大肠、胆、三焦经。

适用体质：胃气虚弱者禁用。

用法用量：煎服，1.5～6克。

服用禁忌：辛温香燥，易伤阴血，故阴虚、津亏、火旺者慎用。

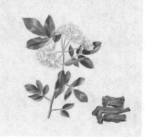

保健功效

行气止痛

木香是行气止痛的有效药，可用于治疗脾胃气滞证、泻痢里急后重、腹痛胁痛、黄疸、疝气疼痛、气滞血瘀胸痹等。

健胃消食

木香能疏三焦气分，尤擅行脾胃气滞，用治饮食积滞脘腹胀痛、大便秘结或泻而不爽等颇为有效。

疏肝利胆

木香辛行苦降，能疏理肝胆，故可用治脾失运化、肝失疏泄而致湿热郁蒸，气机阻滞之脘腹胀痛、胁痛、黄疸等，效果颇佳。

【配伍应用】

木香配黄连：木香辛温芳香，有行气消胀之功；黄连苦寒，气薄味厚，清热燥湿、泻火解毒、厚肠止泻。两药同用，一温散，一寒折，调升降，理寒热，共奏调气行滞、厚肠止泻、止痢之效，是治疗湿热泻痢、腹痛、里急后重的有效方。

木香配大黄：木香有健脾消食之功；大黄苦寒，泻下攻积、清热泻火、解毒、止血、活血祛瘀，具有较好的活血祛瘀作用。二者相配，一行气，一活血，互补为用，行气通便。适用于腹胀胁满，大便不下。

木香配神曲、胡荽：胡荽能开胃消食，可增进食欲；神曲能消食化积、健脾开胃；木香能行气调中。三者共用，行气健脾消食。治饮食积滞，胃纳不佳者效果颇彰。

【家庭调理药膳】

木香黄连炖大肠

材料：肥猪大肠500克，木香10克，黄连6克，生姜6克，食盐、大蒜、花椒、葱段、味精等各适量。

做法：1.将猪大肠翻洗干净。2.将木香、黄连焙干，之后研末。3.将木香黄连末装入猪大肠内，两头用线扎紧，之后放入砂锅中。4.锅中加适量清水、生姜、食盐及各种调料等，开火，煨炖。5.煮制猪大肠至熟烂后，去药渣，大肠切成段即可，饮汤食肠。每日1剂，分3次食完，连续5～7日即可。

功效：清热利湿、行气止痛，适用于巨结肠等疾病。

木香粥

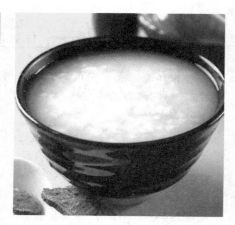

材料：木香、大米、白糖各适量。

做法：1.将木香择洗干净，放入锅中，加适量清水浸泡。10分钟后，锅置火上水煎取汁。2.水煎15分钟后，加入大米，煮至粥成后，如白糖调味即可。每日1剂，连续用3～5天即可。

功效：行气止痛。适用于脾胃气滞所致的食积不化、脘腹胀满、肠鸣泄泻、下痢腹痛、里急后重等。

槟榔——下气消食，通利水道

　　槟榔是理气行气中药的一种，为棕榈科植物槟榔的成熟种子。

　　关于槟榔的药用作用，自古有很多记载，其中，不仅提及了槟榔的理气行气作用，有的还进行过全方面分析。

【本草档案】

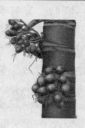

　　别名：榔玉、宾门、青仔、国马、槟楠、尖槟、鸡心槟榔。

　　性味归经：苦、辛，温，归胃、大肠经。

　　适用体质：下气破积之力较强，能伤正气，气虚下陷或脾虚便溏者忌用。

　　用法用量：煎服，6～15克。单用驱绦虫、姜片虫等时，可用至60～120克，或入丸、散剂。

　　服用禁忌："多食发热"（《食疗本草》），能制约常山致吐的副作用。

【配伍应用】

　　槟榔配鸡内金：槟榔可消食；鸡内金生发胃气、健运脾胃、消食导滞。两药合用，生胃气而不壅滞，共奏健脾胃、消积滞之效，可有效治疗食积内停之腹痛拒按、食少纳呆、腹泻等症。

　　槟榔配木香：槟榔和木香均有理气之功，不同在于槟榔偏于消积导滞，又可杀虫；木香则偏于温中助运、行气止痛。二者相遇，不仅可增强行气止痛作用，且善导滞消胀、燥湿杀虫，是治疗胃肠积滞之脘腹胀满疼痛、食欲不振、大便不爽、虫积腹痛、痢疾初起等的有效方。

　　槟榔配郁李仁、桔梗：郁李仁可利水消肿，槟榔能降气行水，桔梗则具宣肺利水之能。三药相合，有降气利水消肿的效能，可治疗水气浮肿及脚气肿胀等症。

◀ 保健功效 ▶

行气利水

　　槟榔有行气利水之功用，可治疗肠道寄生虫病、食积气滞、胸腹胀闷、脘腹疼痛、大便不畅、下利后重等。

杀虫止痛

　　槟榔性下行，辛开苦降，有杀虫止痛之功，为治疗肠道寄生虫病的广谱驱虫药。

消积导滞

　　槟榔辛散苦泄，入胃经，功擅消积导滞，常用治水肿实证、二便不通、寒湿脚气等，效果颇佳。

【家庭调理药膳】

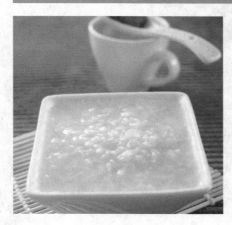

槟榔粥

材料：槟榔10克，大米100克。

做法：1.将槟榔择洗干净，之后放入锅中，加适量清水浸泡10分钟。2.将砂锅放置于火上，水煎取汁，之后加大米煮为稀粥即可。每日1剂，连续2～3天。

功效：下气、消积、杀虫。适用于食积气滞、脘腹胀满、大便不爽、泻痢后重，以及多种肠道寄生虫病等。

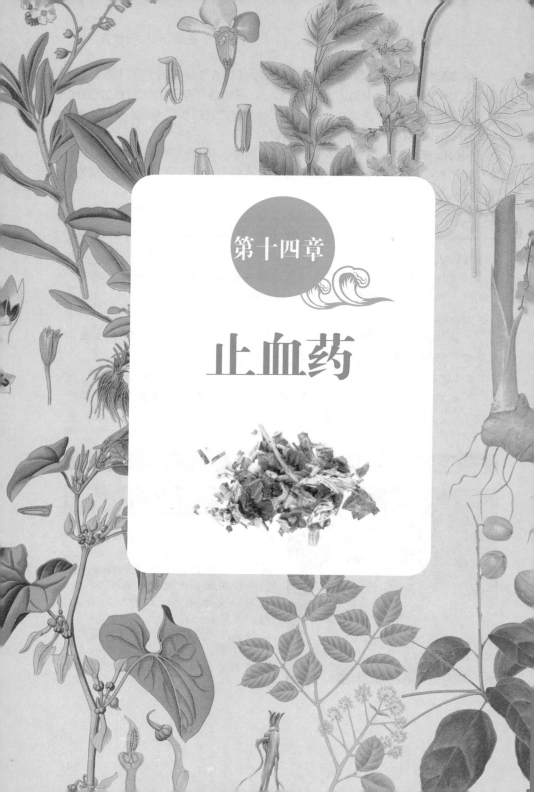

第十四章

止血药

小蓟——凉血止血，散瘀解毒

小蓟又叫猫蓟，叶多刺，所以又叫青刺蓟、刺蓟菜、刺儿茶、小恶鸡婆等。根又称刺萝卜，田野中比较多见。

其根和全草均能入药，而根的药性相对优良，有出血症时可以直接剖取鲜草捣烂加入沸水冲服即可达到收敛的作用。如果入煎剂不可以久煎，最好保持其新鲜之性，煎四五沸即停火取汤服用。

【本草档案】

别名：猫蓟、刺蓟菜、刺儿菜、千针草。

性味归经：味甘、苦，凉。归心、肝经。

适用体质：血瘀体质。

用法用量：煎服，10～15克。鲜品可用30～60克，亦可捣汁或研末服。外用适量捣敷或煎汤外洗。

服用禁忌：性寒凉，易伤脾胃之阳气，凡脾胃虚寒而无瘀滞者忌服。

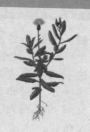

保健功效

凉血止血

小蓟性属寒凉，善清血分之热而凉血止血，擅于治疗血热妄行所致出血，吐咯衄血、便血崩漏等者皆可选用。单用本品捣汁服，治九窍出血；《食疗本草》以本品捣烂外涂，治金疮出血。因本品兼能利尿通淋，故尤善治尿血、血淋，可单味应用，也可配伍生地、滑石、山栀、淡竹叶等。

散瘀解毒

小蓟能清热解毒、散瘀消肿，用治热毒疮痈初起肿痛之证，可单用鲜品捣烂敷患处，也可与乳香、没药同用。

【配伍应用】

小蓟配生地黄：小蓟和生地黄均能凉血清热止血，生地黄能滋阴养血。二药相配，适用于血淋和月经过多等血热出血证。

小蓟配白茅根：小蓟凉血止血，为常用凉血止血药；白茅根味甘性寒，为清热凉血的良药，用于血热妄行的多种出血，兼具清热凉血利尿之功。二药相配，适用于尿血、血淋等。

小蓟配茜草：小蓟凉血清热；茜草活血化瘀。两药相配，适用于血病证，有凉血止血而无留瘀之弊的妙用。

小蓟配钩藤：钩藤味甘，微寒，能清肝热、平肝风、降血压、除眩晕；小蓟味微辛，主入心、肝经。两药相合为用，适用于肝经有热、头胀头痛及肝阳上亢、头晕目眩以及风热头胀头晕等。

【家庭调理药膳】

小蓟豆浆羹

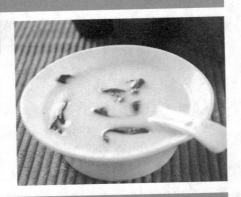

材料：小蓟幼苗250克，豆浆1碗，精盐、味精各适量。
做法：将小蓟去杂洗净，入沸水锅中焯一下，捞出过凉，沥干水分，与豆浆共置锅内，煮沸2～3分钟，调入精盐、味精即成。每日1剂。
功效：清热润燥、散瘀消肿。

小蓟花生酒

材料：干小蓟500克，生带红皮花生仁500克，白酒250毫升，米醋1000毫升。
做法：1.将小蓟洗净切碎，加水2000毫升，煎至1000毫升，滤渣后浓缩至500毫升，装瓶备用。2.将花生仁、白酒、米醋共装瓷坛内密封浸泡7天，即为"酒醋花生仁"及"花生酒"，备用。患者每天早晨吃酒醋花生仁10粒，晚上取小蓟10毫升、花生酒10毫升，加白开水100毫升兑服，连服30天为一疗程。一般服1～3个疗程。
功效：用于治疗高血压。

仙鹤草——收敛止血，止痢

仙鹤草又叫龙牙草，是蔷薇科植物龙牙草的干燥全草。仙鹤草有一定的止血作用，是常见止血药的一种，其性收敛，还可以止痢。对久泻久痢、寒热疟疾、气血亏虚脱力劳伤等均有一定的效果。

【本草档案】

别名：龙芽草、脱力草、狼牙草、金顶龙牙、黄龙尾、毛脚茵。

性味归经：味苦、涩，性平。归心、肝经。

适用体质：非出血不止者不用。

用法用量：煎服，3～10克，大剂量可用30～60克，外用适量。

服用禁忌：服后可引起心悸、颜面充血与潮红等现象。

【配伍应用】

仙鹤草配阿胶：仙鹤草功专收敛止血，又可有效补虚，具有强壮作用；阿胶则功擅补血止血、滋阴润燥。两药配伍合用时，具有更强的止血作用。此外，仙鹤草能调补气血，阿胶可养血润燥。因此它们相合还可以有效养血补虚，是治疗虚劳咯血、崩漏、尿血等兼有阴血亏虚者的有效药物。

仙鹤草配益母草：益母草长于活血调经，可有效祛瘀生新；而仙鹤草擅长止血，兼能扶正。两药相遇，通涩并用，通不破泄，涩不留邪，相反相成，共奏祛瘀调经止血之功，可有效治疗瘀血阻滞所致崩漏下血、月经过多、产后恶露不止等症。

保健功效

收敛止血

仙鹤草是常见止血药物之一，其性收敛，故有很强的收敛止血功用。主治各种出血证，血小板减少性紫癜、过敏性紫癜、血友病、消化道出血、功能性子宫出血属血不归经者均可用之，且疗效颇佳。

止泻止痢

仙鹤草具很强的敛涩之性，因此能涩肠止泄止痢，又因其药性平和，故对于血痢及久病泻痢尤为适宜，是此类病症的有效药物。

补虚

仙鹤草有一定的补虚强壮作用，可有效滋补，帮助恢复体力，因此，还可用于治疗劳力过度所致的脱力劳伤等症。

【家庭调理药膳】

仙枣赤豆粥

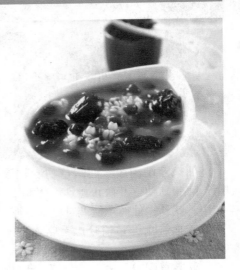

材料：薏米100克，赤小豆50克，仙鹤草60克，枣（干）50克，白砂糖30克。

做法：1.将薏米、红豆洗净，之后入温水中浸泡半日。2.将仙鹤草用纱布包好，备用；枣去核备用。3.将仙鹤草袋、枣、红豆、薏米共同放入锅中，加适量水，开火，煮成稀粥。4.粥将成之时，加入白糖调味即可。

功效：止血止痢、补虚。

仙鹤草水

材料：仙鹤草适量，热水适量。

做法：将干燥的仙鹤草置于茶杯当中，之后倒入热水，浸泡10～15分钟即可。可根据不同病症采取漱口方式或擦拭方式进行使用。

功效：以冷却的浸泡液擦拭皮肤可改善腹泻，减轻皮肤刺激。用温热的浸泡液漱口可减缓口腔刺激、喉咙痛等。

地榆——凉血止血，解毒敛疮

　　地榆入药是根茎部分，为临床上常用的止血药常用于急救治疗子宫出血，也可作为痔疮、湿疹和创伤的洗液或药膏。此外地榆还具有收敛作用，用于肠胃疾病如痔疮、便血、溃疡性结肠炎等。地榆的嫩苗、嫩叶及花穗都可以食用。野生地榆去除苦味后不仅可以制作沙拉，还可以炒食，如将地榆浸泡在啤酒或夏季清凉饮料中，味道更佳。

【本草档案】

别名：玉豉、酸赭。

性味归经：味苦、酸、涩，微寒。归肝、大肠经。

适用体质：湿热、血瘀体质。

用法用量：煎服，10～15克，大剂量可用至30克。或入丸、散剂。外用适量。止血多炒炭用，解毒敛疮多生用。

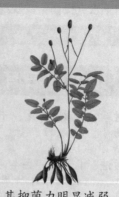

服用禁忌：地榆性寒酸涩，凡虚寒性便血、下痢、崩漏及出血有瘀者慎用。对于大面积烧伤的病人，不宜使用地榆制剂外涂，以防其所含鞣质被大量吸收而引起中毒性肝炎。地榆药液经高压消毒后，其抑菌力明显减弱，甚至丧失。

【配伍应用】

地榆配槐角、黄芩等：治便血、痔血，如"槐角丸"(《和剂局方》)；治血痢久而不愈，可与黄连、木香、诃子等配伍，如"地榆丸"(《证治准绳》)；治崩漏，可与蒲黄、棕榈炭等配伍，如"清经止崩汤"(《中医妇科治疗学》)。

地榆配茜草：地榆性沉降下行，善治下焦的出血证；茜草凉血清热止血。两药合用，适用于下焦之便血、痔血、崩漏下血等。

地榆配黄柏：地榆苦寒兼酸涩，能清热解毒；黄柏苦寒坚阴，能清热燥

保健功效

凉血止血

地榆味苦性寒入血分，擅长泄热而凉血止血；味兼酸涩，又能收敛止血，可用于治疗多种血热出血之证。又因其性下降，故尤宜于下焦之便血、痔血、崩漏下血。

解毒敛疮

地榆味苦寒能泻火解毒，味酸涩能敛疮，为治水火烫伤之要药，可单味研末麻油调敷。本品清热凉血，又能解毒消肿，若初起未成脓者，可单用地榆煎汁浸洗，或湿敷患处；若已成脓者，可用单味鲜地榆叶，或配伍其他清热解毒药，捣烂外敷局部。

湿，泻火解毒，善退虚热。两药伍用，增强滋阴退热、解毒除湿的功效，适用于水火烫伤，皮肤湿疹等。

【家庭调理药膳】

地榆炒石耳

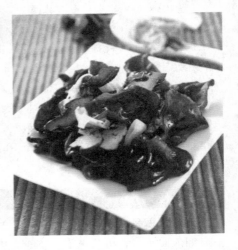

材料：地榆150克，干石耳30克，植物油、花椒粒、盐、葱、酱油、味精、香油适量。

做法：1.干石耳去杂洗净，用温水泡软，撕成大碎片待用；地榆洗净，沥干水。2.炒锅内放植物油烧至六成热，下花椒粒、石耳、食盐炒几下，速放葱花、地榆、酱油合炒至熟，放适量味精、香油，起锅即成。

功效：清热解毒、疏肝降压，适用于高血压、高脂血症。

地榆酒

材料：地榆60克，米酒适量。

做法：将地榆研成细末，用米酒煎服。每次6克。

功效：清热凉血。对月经过多，或过期不止、经色深红、质稠有块等有一定疗效。

白茅根——凉血止血，清热利尿

白茅根，叶如矛，节具白色柔毛，所以得名。其根牵连，又叫茹根。春夏时节，人们肝火、心火较盛，白茅根性寒，家庭中常将白茅根鲜品洗净与金银花或藕节用水煎煮即可代茶饮，具有清火生津、凉血止血的功效。还可用于预防和治疗因上火所致的鼻出血。

《本经》记载：主治劳伤虚羸，补中益气，除瘀血，闭寒热，利小便。

【本草档案】

别名：白茅、茹根、兰根、地筋。

性味归经：味甘，性寒。归肺、胃、膀胱经。

适用体质：湿热、阴虚体质。

用法用量：煎服，15～30克。鲜品加倍，以鲜品为佳，可捣汁服。多生用，止血亦可炒炭用。

服用禁忌：脾胃虚寒、溲多不渴者忌服。

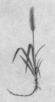

【配伍应用】

白茅根配苎麻根：白茅根归肺、胃、膀胱经，善清肺、胃、膀胱之热而凉血止血，清热利尿，清泄肺热，清胃止呕，利湿退；黄苎麻根性味甘寒，归心肝经，入血分，用治各种内、外伤出血之证，又可凉血止血、安胎、解毒、利尿。两药相配，适用于各种血热出血证。

白茅根配栀子：白茅根性味甘寒、清热利尿、清泻肺胃之热；栀子苦寒清降、清泻三焦火邪、清心除烦、凉血解毒、消肿止痛。两药均具有清热凉血、清利湿热退黄的作用。两药相配，适用于血热妄行的各种出血病症及湿热黄疸。

保健功效

凉血止血

白茅根味甘性寒入血分，能清血热而凉血止血，常用于治疗多种血热出血之证，且单用有效，或配伍其他凉血止血药同用。如《千金翼方》治吐血不止，《妇人良方》治鼻衄出血，皆以茅根煎汁或鲜品捣汁服用。本品不仅善治上部火热之出血，又因其性寒降，入膀胱经，能清热利尿，导热下行，故对膀胱湿热蕴结而致尿血、血淋之证，尤为适宜。

清热利尿

白茅根能清热利尿，而能利水消肿、利尿通淋、利湿退黄。如《医学衷中参西录》治水肿、小便不利，《肘后方》治热淋，均单用本品煎服，也可与其他清热利尿药同用；治湿热黄疸，常配茵陈、山栀等。

清肺胃热

白茅根既能清胃热而止呕，又能清肺热而止咳。

【家庭调理药膳】

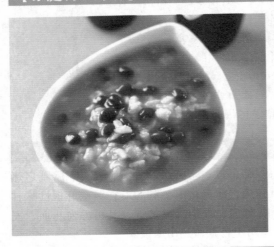

茅根赤豆粥

材料: 鲜茅根200克,粳米200克,赤豆200克,红糖适量。

做法: 1.将鲜茅根去杂洗净,放锅内加水适量,煎汁去渣。2.赤豆加入药汁中煮至熟,再加入粳米煮至成粥,放红糖搅匀即成。

功效: 清热、解毒、利尿消肿。适用水肿、尿结石、尿血、烦热、消渴等病症。

白茅根煲猪膀胱

材料: 鲜白茅根100克,鲜车前草60克,猪膀胱1只。

做法: 猪膀胱洗净,切块,和白茅根、车前草煲汤。饮汤食猪膀胱。每日2次。

功效: 适用于淋证膀胱湿热型。症见尿频、尿急、尿痛,小便黄赤或混浊而短少,或有砂石,或有尿血,发热或兼恶寒,口干口苦,腰痛,舌红,苔黄腻,脉滑数。

三七——化瘀止血,活血定痛

三七是中国特有的名贵中药材,也是我国最早的药食同源植物之一,自古以来就被公认为具有显著的活血化瘀、消肿定痛功效。

目前药店内可以购买成品"三七粉"。因服用方法不同,效果也有所区别,如直接服用,主要用于预防冠心病、高血脂、高血压等症,同时还能祛斑美容。加热后服用,主要用于体质虚弱、食欲不振、神经衰弱、过度疲劳等。

【本草档案】

别名：山漆、金不换。

性味归经：味甘、微苦，性温，归肝、胃经。

适用体质：血瘀体质。

用法用量：多研末服，每次1～1.5克，亦可入煎剂，3～10克，外用适量，研末外掺或调敷。

服用禁忌：孕妇慎服。

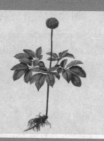

【配伍应用】

三七配川芎：三七为止血化瘀、消肿定痛之佳品；川芎辛温走窜，能升能散，能降能泄，可上行巅顶，下达血海，外彻皮毛，旁达四肢，为血中之气药。两药合用，行血中之气，散血中之瘀，疗瘀血不去、新血不生所致的出血证尤为适宜。

三七配白及：三七能止血化瘀，有止血不留瘀的特点；白及质黏而涩，为收敛止血的要药，尤擅治肺胃的出血证，还有消肿生肌之功。两药相配，一散一收，既可收敛止血，又可化瘀止痛，共奏止血化瘀消肿之功。

三七配丹参：三七活血散瘀，更擅定痛。丹参苦能泄降，微寒清热，入心、肝二经血分，具有凉血散瘀的特点，尤善祛瘀生新。在病变初起，两药相配，相辅相成，使活血散瘀、通经止痛之功倍增，用于冠心病心绞痛，有良好的化瘀止痛作用；缓解期用之可巩固疗效，预防复发。尚无器

保健功效

化瘀止血

三七味甘微苦性温，入肝经血分，功善止血，又能化瘀生新，有止血不留瘀，化瘀不伤正的特点。治吐血、衄血、崩漏，单用本品，米汤调服。

活血定痛

三七能活血化瘀而消肿定痛，为治瘀血诸证之佳品，为伤科之要药。凡跌打损伤，或筋骨折伤、瘀血肿痛等，本品皆为首选药物。可单味服用时，以三七为末，黄酒或白开水送服；本品散瘀止痛、活血消肿之功，对痈疽肿痛也有良效。如《本草纲目》治无名痈肿，疼痛不已，以本品研末，米醋调涂；若皮破者，亦可用三七粉外敷。

质性改变时，则重用丹参，少佐三七；反之，病程日久，又有器质性损害者，则主取三七，佐以丹参。

【家庭调理药膳】

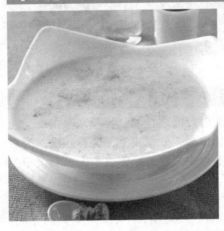

鸡蛋三七汤

材料： 三七末3克，鸡蛋1只。藕汁一小杯，料酒半小杯。

做法： 鸡蛋打入碗内，加入三七末、藕汁、料酒，搅匀，加水搅拌稀释，放锅内隔水炖熟，当点心食用。

功效： 补血、活血、止血，适用于血虚血瘀所致的吐血衄血、血色紫、夹血块等。

三七藕蛋羹

材料： 鲜藕汁100克，三七粉5克，鸡蛋1只，精油、素油适量。

做法： 1.将藕汁放入锅内，加入适量水煮沸。2.将鸡蛋磕入碗内，加入三七粉调匀，倒入沸汤内，加入适量精盐、素油，烧至蛋花熟，出锅即成。

功效： 益血化瘀。用于胃出血、吐血，跌打瘀血等症。

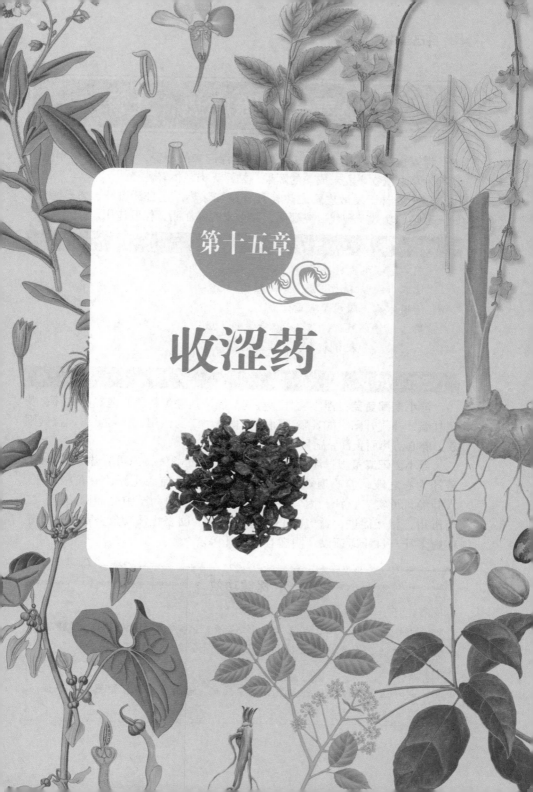

第十五章

收涩药

浮小麦——除虚热，止汗

浮麦也就是在用水淘洗过程中取漂浮起来的小麦，为禾本科一年生或越年生草本植物小麦未成熟的颖果，枯浮无肉，体轻性燥。

浮小麦善于发散皮腠之热，具有益气除热，止自汗盗汗、骨蒸劳热、妇人劳热的功效。现代研究证明，浮小麦有降血脂，保肝作用。

【本草档案】

别名：浮水麦、浮麦。

性味归经：味甘，凉，归心经。

适用体质：阴虚、气虚体质。

用法用量：煎服，15～30克；研末服，3～5克。

服用禁忌：表邪未尽、汗出者忌用。

【配伍应用】

浮小麦配黄芪：浮小麦甘凉益气，能清热除烦、养心退热而止汗；黄芪甘温，补气升阳，能实腠理而固表止汗。二药伍用，相得益彰，益气固表，养心清热而止汗，适用于表虚自汗诸证。

浮小麦配麻黄根：浮小麦药性平和，甘能益气，凉可除热，入心经，盖汗为心之液，养心退热，故其能益气除热、凉心止汗；麻黄根甘平，入肺经，可实表止汗，因其性善行周身肌表，引药至卫分而固腠理。二药伍用，相互促进，益气养心、清热凉气、固表止汗功效益彰，适用于体虚多汗、自汗诸证以及阴虚有热盗汗等。

保健功效

固表止汗

浮小麦甘凉入心，能益心气、敛心液；轻浮走表，能固皮毛、实腠理，为养心敛液、固表止汗之佳品，凡自汗、盗汗者，均可应用。

益气除热

浮小麦甘凉并济，能益气阴、除虚热，治阴虚发热，骨蒸劳热等证。

浮小麦配地骨皮、鳖甲：浮小麦甘凉，长于固表止汗、除虚热；地骨皮甘寒，善凉血退蒸除热；鳖甲为咸寒滋阴除热之品。三药伍用，滋阴除热止汗。适用于阴虚潮热、心烦口干、盗汗等。

【家庭调理药膳】

浮小麦方

材料：浮小麦、红枣各15克。
做法：浮小麦与红枣共煎成汁，临睡前半小时服下。
功效：补中益气、敛汗。

浮小麦羊肚汤

材料：浮小麦50克，羊肚200克，葱、姜、花椒、盐适量。
做法：1.羊肚洗净切块，放入浮小麦，加水适量，煮汤。调味服食。2.浮小麦不吃，只饮汤食羊肚。
功效：健脾益气、止汗。适用于小儿脾虚自汗、阴虚盗汗等症。

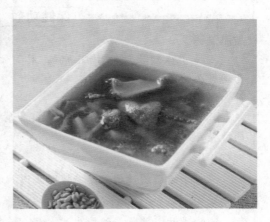

五味子——收敛固涩，益气生津

五味子可以保护人体五脏：心、肝、脾、肺、肾，早在两千多年前，王宫贵族和中药名师已普遍采用这种传统沿用的强身妙品。五味子，顾名思义是一种具有辛、甘、酸、苦、咸五种药性的果实。

五味子因产地不同，功效有异，南方生长的颜色红，北方生产的颜色黑，滋补功效以北方产五味子更优。《本草经集注》谓："今第一出高丽，多肉而酸甜，次出青州、冀州，味过酸，其核并似猪肾。"《新修本草》载："其叶似杏而大，蔓生木上，子作房如落葵，大如樱子。一出蒲州及蓝田山中。"

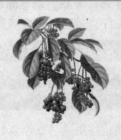

【本草档案】

　　别名：五梅子、山花椒。

　　性味归经：味酸、甘，性温。归肺、心、肾经。

　　适用体质：阳虚体质。

　　用法用量：煎服，3～6克；研末服，每次

1～3克。

　　服用禁忌：凡表邪未解、内有实热、咳嗽

初起、麻疹初期，均不宜用。

保健功效

敛肺滋肾

　　五味子味酸收敛，甘温而润，具有上敛肺气、下滋肾阴的功效，为治疗久咳虚喘之要药。

补肾涩精

　　五味子甘温而涩，入肾经，善能补肾涩精止遗，为治肾虚精关不固遗精、滑精之常用药。

涩肠止泻

　　五味子味酸涩性收敛，能涩肠止泻。

益气生津

　　五味子甘以益气，酸能生津，具有益气生津止渴之功。

宁心安神

　　五味子既能补益心肾，又能宁心安神。

【配伍应用】

　　五味子配干姜：五味子酸涩收敛，有敛肺气而滋肾水功效；干姜辛散温通，有逐寒邪而发表温经、燥脾湿而止呕消痰的作用。五味子以酸涩收敛为主；干姜以辛散温开为要。二药参合，一收一散，一开一阖，互制其短，而展其长，利肺气、平喘逆、化痰饮、止咳嗽。主治肺寒咳嗽，痰稀而多、状如白沫，或寒痰为患，阻滞气机，咳逆上气等。

　　五味子配细辛：五味子酸涩收敛，收敛肺气。细辛宣肺散邪，温肺化饮；二药合用，五味子之酸敛，制细辛之辛散，细辛之辛散，又制五味子之酸敛；二药参合，一散一敛，一开一阖，相互制约，相互促进，止咳平喘甚妙。主治感冒风寒、咳吐白痰，或寒饮咳喘诸证；肺肾两虚、久咳虚喘等亦能应用。

【家庭调理药膳】

杜仲五味子茶

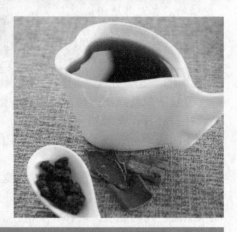

材料：五味子9克，杜仲12克。

做法：将杜仲和五味子装入用纱布制成的药袋，再放入暖瓶中，冲入800毫升沸水，盖上瓶盖闷泡30分钟，即可饮用。药茶汤可分多次饮用，但应在当日用完。

功效：补肾涩精、养肝明目。适用于肾气虚弱、阳痿、遗精、腰腿疲软、精神萎靡、头晕、目眩、神经衰弱、失眠等。

生脉糖浆

材料：五味子5克，党参、麦冬各15克，生地、熟地、枣仁、阿胶各10克，冰糖10克。

做法：前六味药，加水1000毫升煮汁去渣，浓缩至500毫升，将阿胶隔水蒸化兑入，加冰糖10克熔化即成，每服100毫升，每日3次。

功效：益气、养阴、固脱。

覆盆子——益肝肾明目，固精缩尿

　　覆盆子在国外又被称为红树莓。《本草纲目》载："覆盆子、蓬蘽，功用大抵相近，虽是二物，其实一类而二种也。一早熟，一晚熟，兼用无妨。其补益与桑椹同功。若树莓则不可混采者也。"覆盆子植物可入药，有多种药物价值，其果实有补肾壮阳的作用。覆盆子油属于不饱和脂肪酸，可以促进前列腺分泌激素，对于缓解男性疾病有辅助作用。

【本草档案】

别名：覆盆。

性味归经：味甘、酸，性微温。入肝、肾经。

适用体质：血虚体质，妇女月经不调合并便秘的患者尤其适用。

用法用量：煎服，5～10克。

服用禁忌：肾虚有火，小便短涩者慎用。

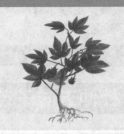

【配伍应用】

覆盆子配桑螵蛸：覆盆子味甘酸微温，归于肝、肾经，既能固精缩尿，又能补益肝肾；桑螵蛸味甘咸性平，也归肝、肾二经，能补肾助阳、固精缩尿。两药均有补肝益肾的作用，配伍使用，固精缩尿，适用于肝肾不足之遗精、尿频、遗尿等。

覆盆子配沙苑子：覆盆子不仅能补阴益精气，敛耗散之气而生精液，还具有起阳事、固精关的功效；沙苑子甘温，入肝、肾经，能补益肝肾、固精缩尿。两药配伍，可补肾益精、固精止遗，适用于遗精早泄。

覆盆子配杜仲：本品可补可收，善于补肾益精气；杜仲味甘能补，气温助阳，不仅能益肝补肾、补火壮阳，还能强筋骨、壮腰膝。两药合用，补肾益精作用增强，适用于肾虚腰痛、畏寒肢冷等。

覆盆子配金樱子：覆盆子甘温可助阳，入肾、膀胱经，具有温补肾阳而固涩缩尿，固精止遗的功效。金樱子味酸而涩，入肾与膀胱经，功专固敛，能固精缩尿止带下。两药合用，不仅能补肾益精、固精缩尿，还能补涩并用、标本兼治，适用于肾虚，精关不固所致遗精、早泄、腰膝酸软、遗尿、尿频等。

▶ 保健功效 ◀

固精缩尿

覆盆子甘酸微温，主入肝肾经，既能收涩固精缩尿，又能补益肝肾。

明目

本品能益肝肾明目。

【家庭调理药膳】

覆盆子酒

材料：覆盆子、菊花各40克，天寥木20克，白酒750毫升。

做法：前3味去除杂质，制为粗末，装入生绢袋（或纱布袋）中，扎紧袋口，与白酒一起置于瓶中浸泡，加盖密封，每日摇晃1次。7日后即可使用，每次10毫升，每日3次，口服。

功效：清肝、息风、通络，适应于头目眩晕、脚膝顽麻无力。

芡实覆盆子粥

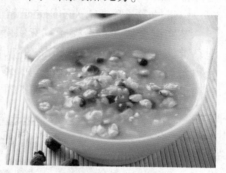

材料：覆盆子20克，芡实50克，大米150克。

做法：1.先将覆盆子加水煮汁，取汁去渣，2.芡实，大米放入药汁中，小火煮成粥，粥成加适量白糖即可食用。

功效：收敛补肾。适用于肾虚遗尿。

芡实——益肾固精，健脾止泻

芡实茎上的花很像鸡冠，所以又有鸡头的名字。芡味甘平，肥而不腻。经常咀嚼食之能使津液流通，转相灌溉，其功效在乳石之上。

【本草档案】

别名：鸡头、雁喙、水流黄。

性味归经：味甘、涩，性平，归脾、肾经。

适用体质：阳虚、湿热体质。

用法用量：煎服，10～15克。

服用禁忌：芡实性涩敛，大小便不利者不宜用。凡湿热为患所致之遗精白浊、尿频带下、泻痢者忌用。

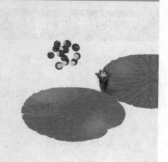

【配伍应用】

芡实配山药：芡实益肾而长于收涩，能固下元，扶脾以止泻，固涩而止带；山药性平不燥，功效和缓，平补脾肾，尤以补脾气而益肾阴为特长。两药合用，健脾益肾，两脏同补，补脾益肾，益肾助脾，可用于脾肾两虚、带下过多、腹泻不止等。

芡实配莲子：芡实益肾固精摄尿，扶脾止泻，固涩止带，偏于补肾涩精；莲子益肾固涩，健脾止泻，养心安神，而偏于养心健脾。两药均为甘平固涩之晶，伍用则健脾止泻、补肾固精、止带力增强，适用于脾虚之久泻、白带过多及肾虚精关不固之遗精。

芡实配金樱子：金樱子气味俱降，酸涩收敛，功专涩精气，止小便遗泄；芡实生于水中，健脾利湿之功显著，又善益肾固精止带。二药伍用，相得益彰，益肾固精，补脾止泻，缩小便，止带下的力量增强，适用于脾肾两虚，慢性泄泻诸证以及肾气不固，男子遗精，女子赤、白带下证。

▶ 保健功效 ◀

益肾固精

芡实甘涩收敛，善于益肾固精。

健脾除湿

芡实不仅能健脾除湿，还能收敛止泻。

除湿止带

芡实能健脾益肾、收敛固涩、除湿止带，为治疗带下证之佳品。

【家庭调理药膳】

芡实粉核桃粥

材料：芡实粉50克，核桃肉25克，白糖适量。

做法：1.将核桃肉用温水浸泡，去皮切碎，放入铝锅内，加水适量煮沸。2.将芡实粉用冷水浸透搅成糊状，徐徐注入锅内，不断搅拌，煮至成粥，调入白糖即成。

功效：补脾、固肾，适用于肾虚喘咳、腰膝酸软、阳痿、遗精、小便频数、淋浊等病症。

芡实糯米粥

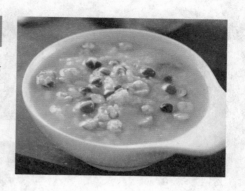

材料： 芡实50克，糯米100克，白糖适量。

做法： 将芡实米去杂洗净，放入铝锅内，加水适量煮沸，放入糯米同煮成粥，调入白糖，出锅即成。

功效： 健脾胃、固肾精，适用于遗精、淋浊、带下、小便频数等病症。

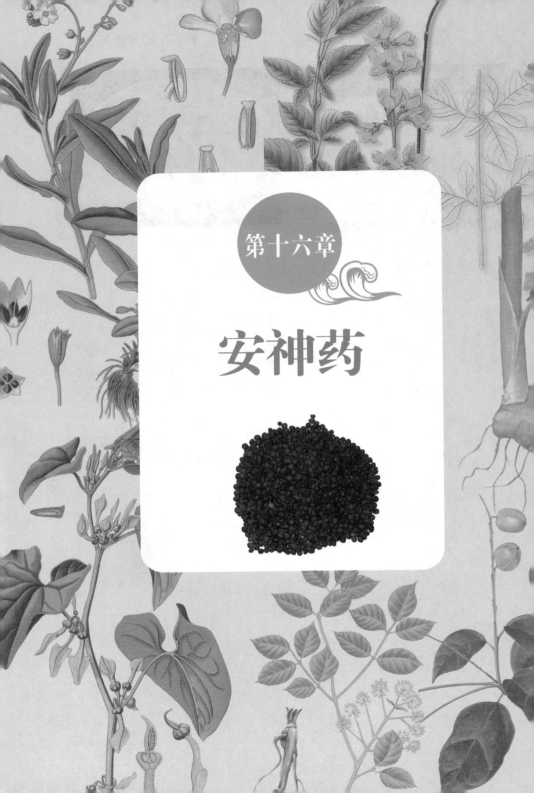

第十六章

安神药

灵芝——养心轻身，抗衰老

灵芝是一种较名贵的中药材，多用以补养心血管疾病。能补心血、益心气，有补气安神、止咳平喘之效，故可用于治疗气血不足或心神失养等所致的心神不宁、失眠、惊悸等。另外，灵芝入肺经，可补益肺气，有温肺化痰、止咳平喘之功效，因此常可用于治痰饮证，尤其对痰湿型或虚寒型等疗效甚好。

灵芝中的赤色灵芝多生长在安徽的霍山之上，紫色的灵芝生长在热带或温带的山谷之中。所有的灵芝种类都是无毒的。

【本草档案】

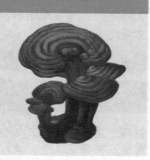

别名：灵芝草、菌灵芝、木灵芝。

适用体质：灵芝过敏者不宜使用。

性味归经：味甘，平。归心、肝、肺经。

用法用量：煎服，每次6～12克；研末吞服时，每次1.5～3克。

服用禁忌：实证慎服。《本草经集注》：恶恒山。畏扁青、茵陈蒿。

保健功效

美容养颜

根据现代研究，灵芝可以有效地净血，消除血液中的胆固醇、脂肪、血栓，以及其他不纯物质，供给各器官充分营养物质和氧气，使细胞迅速再生，保持青春活力。灵芝可以改善皮肤粗糙、滋润美化皮肤。

强身健体

灵芝味甘能补，可有效强身健体，根据现代研究证明，灵芝可有效升高白细胞，提高T细胞比值，增强巨噬细胞吞噬能力，对人体有减少疾病的发生、增强抗病能力的作用。

其他

根据现代科学实验研究，灵芝的药用作用很广，不仅确实有抗衰老作用，还有保肝、降血糖、调节自主神经功能，另有降低胆固醇、升高白细胞、扩张冠状动脉、改善冠状动脉循环、止咳祛痰、增强体力、提高机体抗病能力的作用。而且，久服灵芝还能预防和治疗常见的冠心病、慢性气管炎、高脂血症、糖尿病、慢性肝炎、神经衰弱等。

【配伍应用】

灵芝配酸枣仁：灵芝归心、肝经，有很好补气安神功效；酸枣仁则可有效养血安神。两药配伍合用，可增强彼此药效，令益气、补血、安神作用更强，用于治疗气血不足，心神失养所致失眠多梦之证，效果颇佳，是此类疾病的有效药。

灵芝配人参：灵芝味甘平，可有效补养气血；人参则能大补元气，是大补之药。二者配伍后，用于治虚劳诸证等效果颇佳，是治疗此类病症的常见药方之一。

【家庭调理药膳】

灵芝三七饮

材料：灵芝15克，三七粉4克。
做法：将灵芝洗净，放入砂锅内，加适量清水，浸泡2小时，之后开火煎煮约60分钟，取汤送服2克三七粉。
功效：益养心、活血脉。适用于心虚夹瘀所致的心悸心痛、形寒肢冷、唇舌发紫、脉涩或结代等。

灵芝肉饼

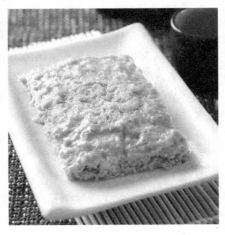

材料：灵芝6克，猪瘦肉250克，鸡蛋1枚，姜、葱、盐、味精等调料各适量。
做法：1.将灵芝研末，猪瘦肉剁成肉糜，姜、葱切成细末备用。2.把灵芝粉、猪肉糜、姜、葱、盐、味精共同放入碗内，打入鸡蛋拌匀，上笼旺火蒸熟即可。佐餐吃肉饼，每天1次，宜常食。
功效：益气养阴、安神美颜，可治疗神经衰弱。

柏子仁——养心安神，通大肠

柏子仁主入心经，味甘质润，有养心安神、润肠通便之功效，且药性平和，故养心安神效果尤佳。可用于心阴不足、心血亏虚，或心肾不交所致心悸、怔忡等症，此外对虚烦不眠，头晕、健忘，梦遗等效果亦很显著。此外，柏子仁富含油脂，有润肠通便之功，是治疗阴虚血亏，老年、产后等肠燥便秘的主药。

【本草档案】

别名：柏实、柏子、柏仁、侧柏子。

性味归经：甘，平。归心、肾、大肠经。

适用体质：便溏及多痰者慎用。

用法用量：煎服，每次10～20克，大便溏者宜用柏子仁霜代替柏子仁。

服用禁忌：久服致大便燥结。

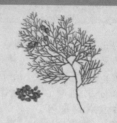

【配伍应用】

柏子仁配蛤蚧：柏子仁主入心经，能养心血、安心神；蛤蚧则有益精血、温肾助阳之能。两药相配而用，可有效增强精血孕育之功，对于治疗精血不足之不孕效果颇佳。

柏子仁配侧柏叶：柏子仁可有效滋养阴血、通心脉；侧柏叶则能收敛

保健功效

养心安神

柏子仁归心经，味甘质润，具有一定的养心安神功用。

润肠通便

柏子仁味甘平，质润，有一定的润燥通便功用，可用来治阴虚血少的肠燥便秘，常与其他种子类药同用。

益阴止汗

柏子仁归心、肾经，安神之功甚强，对于心肾不交所引起的心悸、失眠等效果甚佳。

心神，有清心凉血之功用。两药配伍应用时，可轻养、轻清、轻敛，不滞腻、不苦寒闭遏，用于治疗心阴心血不足、虚烦不寐等。

柏子仁配龙眼肉：柏子仁性柔润，有养心血、安心神之功；龙眼肉则能补心脾、养血安神。两药相须而用，可使补益心脾、安神宁心之功增强，用于治疗心脾阴血不足之心悸怔忡、虚烦不眠、头晕等。

柏子仁配五味子：柏子仁可养心神；五味子能敛心气。二者配伍为用，可有效养心安神，敛阴气而止汗，用于治疗虚烦不寐、怔忡、心悸及阴虚盗汗等。

【家庭调理药膳】

柏子仁粥

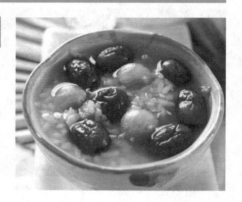

材料：龙眼肉（桂圆）30克，柏子仁15克，红枣20枚，粳米50克。
做法：将龙眼肉、柏子仁、红枣、粳米分别洗净，之后混合入锅，加水后煮成粥即可。
功效：益气补血、养心健脑。健忘、记忆力差、多梦、面色少华、易头晕头昏者常服有益。

冬瓜子仁粥

材料：冬瓜子仁5克，柏子仁5克，白茯苓5克，葵花子仁5克，枳实5克，粳米50克。
做法：1.将上述各味药合为一处，入砂锅中，加水1000克，大火烧沸，之后用文火炖20分钟许。2.将煎剂去渣取汁，之后加入粳米，文火煎熬，成粥后即可出锅。可用少许白糖调味。
功效：清热利湿。

远志——安神益智，祛痰开窍

远志苦辛性温，善宣泄通达，有安神益智、祛痰开窍、消散痈肿之功效，既能开心气而宁心安神，又能通肾气而强志不忘，是为安定神志、交通心肾、益智强识之佳品，故常用于治疗心肾不交、失眠、惊悸以及健忘证等，颇为对症。远志苦温性燥，入肺经，能祛痰止咳，治疗痰多黏稠、咳吐不爽或外感风寒，咳嗽痰多等亦颇为有效。

【本草档案】

别名：葽绕、蕀蒬、棘菀、细草、小鸡腿、小鸡眼、小草根。

性味归经：味苦、辛，温。归心、肾、肺经。

适用体质：心肾有火，阴虚阳亢者忌服。

用法用量：煎服，每次3～9克，外用时适量，化痰止咳宜炙用。

服用禁忌：凡实热或痰火内盛者，以及有胃溃疡或胃炎者应慎用本品。

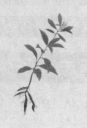

【配伍应用】

远志配石菖蒲：远志与石菖蒲同入心经，均具祛痰开窍之功，但石菖蒲多偏于辛散以宣其痰湿，远志则偏于苦降上逆之痰窒。两药配伍合用时，可使气自顺而壅自开，气血不复上菀，痰浊消散不蒙清窍，神志自可清明。是治疗痰气上冲、心窍受蒙所致的神志不清，昏聩不语或癫狂惊痫等的对

保健功效

消散痈肿

远志除安神之外，还可以消散痈肿，多用于痈疽肿毒，乳痈肿痛属寒凝气滞、痰湿阻络，或情志忧郁所致者，此时常单用浸酒饮或研末后酒送服，亦可煎浓汁涂搽患处，颇为有效。

祛痰开窍

远志可有效祛痰开窍，多用于痰蒙心窍所致精神错乱、语言无序、喜笑不休等。此外，咳嗽痰多、咯痰不爽、痰饮咳嗽或外感风寒者均可应用，能使痰涎稀释易于咯出。

安神益智

远志有一定的安神作用，多用于惊悸、失眠，或夜寐多梦等神经衰弱症

症药。同时二者配伍也用于痰浊气郁影响神明所致的心悸、善忘、惊恐、失眠，以及耳聋、目昏等症。

远志配朱茯神：朱茯神能宁心安神；远志可交通心肾，兼有安神益志之功。二者配用，可使心阳下交于肾，肾阴上承于心，能让睡眠正常，可使记忆力健全，是治疗心肾不交之惊悸、少气、失眠等的对症药之一。

【家庭调理药膳】

远志莲子粥

材料：远志30克，莲子15克，粳米50克。

做法：1.先将远志加水浸泡，泡去心皮后与莲子混合研为粉末，备用。2.将粳米淘洗干净，加水入锅煮粥。3.粥熟之后，入远志和莲子粉，再煮2沸即可。

功效：益心志、聪耳明目，适用于失眠、健忘、怔忡、心悸等症。

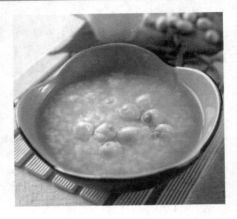

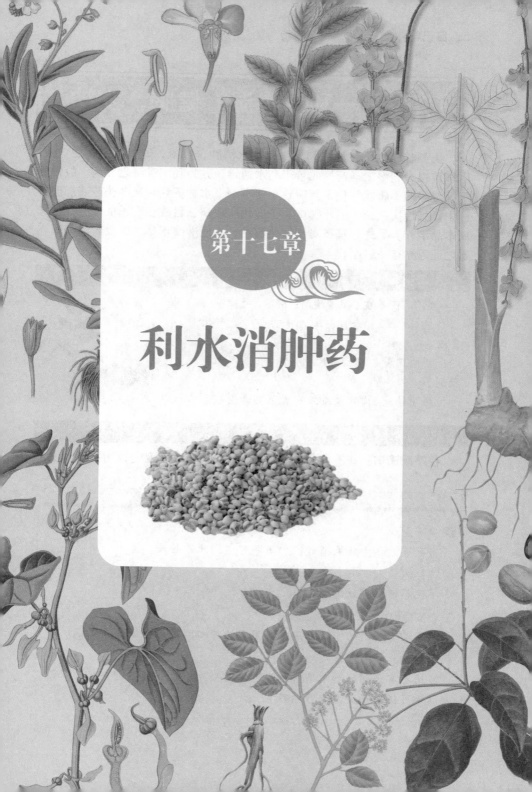

第十七章

利水消肿药

茯苓——利水渗湿，健脾，安神

茯苓甘淡性平，淡渗利湿，有利水消肿、渗湿、健脾、宁心之功效，历来被视为利湿之圣药，尤善于利水通窍，亦为利水渗湿之要药。故常用于水湿停滞，膀胱气化不行所致小便不利、水肿等症。又因茯苓兼能健脾补中，是治痰主药，因此脾虚失于运化所致痰饮目眩、心悸怔忡等症常选用本品治疗。另外，茯苓对于湿热蕴结、小便淋漓不尽，以及肾经相火亢盛之证等亦有一定疗效。

【本草档案】

别名：茯苓皮、茯苓块、赤茯苓、白茯苓。

性味归经：味甘、淡，平。归心、脾、肾经。

用法用量：煎服，每次9～15克。或入丸、散剂。

服用禁忌：虚寒精滑或气虚下陷者忌服。

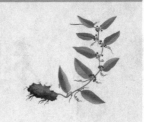

【配伍应用】

茯苓配泽泻：茯苓性质平和，补而不峻，利而不猛，既可扶正，又能

保健功效

保健养生

茯苓的养生效果很好，食用即可达到此等效果。

健脾补气

茯苓可以有效健脾。

宁心安眠

茯苓有一定的宁心作用，可用于治疗心脾两虚之惊悸、失眠。

利水消肿

茯苓有很强的利水消肿作用，通常，水肿、小便不利及停饮等水湿证皆可使用茯苓来进行治疗。

祛邪；泽泻性寒，利水渗湿泄热之功甚强，善于泻肾经之相火，可利膀胱之湿热。二药配伍合用，相互配合，互为促进，泽泻得茯苓，利水而无伤脾气；茯苓得泽泻，利水除湿之力倍增，是一切水湿停留之证的对症药，如水肿、淋浊、小便不利、泄泻等皆可用两者配伍来进行治疗。

茯苓配猪苓：茯苓既补又利，且可补可泻；猪苓的利水湿之力胜过茯苓，但憾于无补益之效。二者合用，可令利水渗湿作用大增，且具有利而不伤正的特点，对于水湿内停所致尿少水肿、泄泻便溏、淋浊带下等症效果甚佳。

茯苓配党参：茯苓甘淡而平，有利水渗湿之功，且兼具健脾助运之能；党参则甘温，长于健脾益气。二药配伍合用，健脾益气作用大增，用于治疗脾胃虚弱之食少便溏、体倦；脾虚水湿内停之水肿、小便不利、泄泻等效果颇佳。

茯苓配黄芪：茯苓性甘淡，长于健脾利水渗湿；黄芪性甘温，善于补气升阳，其健脾利水消肿之功甚伟。二药配伍，可使健脾益气、利水消肿之力增强，是治疗脾胃气虚之食少、体倦、便溏，脾虚所致的水肿、白浊、白带增多者等的有效药。

【家庭调理药膳】

草果豆蔻包

材料：茯苓粉30克，草果粉5克，白豆蔻10克，面粉750克，绿豆200克，白扁豆200克，豆腐100克。
做法：1.将面粉常规发酵，发酵成后，加入上三样药粉，揉均匀，备用。2.将绿豆、白扁豆煮烂，去汤捣泥，加豆腐、调料做成馅。3.取面粉擀皮、入馅，做成包子，上笼蒸熟，取出温服食。
功效：健脾化湿、甘寒清热。

茯苓粉粥

材料：茯苓粉30克，粳米30克，大枣（去核）7枚。
做法：先将米淘洗干净，之后放锅中，加水，开火熬煮，煮数沸后，放入红枣，继续熬煮，煮至粥成时放入茯苓粉，搅和均匀，随时服用。
功效：清热润燥、化痰和中。

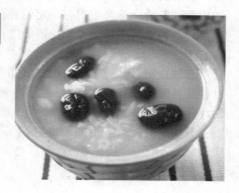

五加皮——祛风湿，强筋骨，消水肿

五加皮为常见利水中药，入肝、肾经，中医认为其味辛苦性温，辛则气顺而行散，苦则坚骨而益精，温则祛风而胜湿，故有祛风湿、补肝肾、强筋骨、利水之功效，尤善祛风湿、通经络、健筋骨、起痿弱，常用于治疗风湿痹痛、关节不利等症，效果甚佳。

【本草档案】

别名：南五加皮、刺五加、刺五甲。

性味归经：味辛、苦，温。归肝、肾经。

适用体质：对肝肾不足有风湿者最为适用。

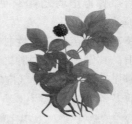

用法用量：煎服，每次 4.5 ~ 9 克，或酒浸，或入丸、散剂。

服用禁忌：阴虚火旺者忌用。另外，入煎剂或酒浸剂最好用南五加，尽可能不用北五加。

【配伍应用】

五加皮配威灵仙：五加皮和威灵仙均有祛风胜湿之功。不同在于五加皮长于强筋骨，而威灵仙则善于通筋脉。两药相配而用，可增强祛风湿、强筋骨、止痹痛的功效。另外，二者常与独活相配，以增强祛风止痛效力，对治疗风湿痹痛、腰膝冷痛等效果甚好。

五加皮配桑寄生：五加皮和桑寄生都能祛风湿、疗痹痛。不同在于五加皮兼强筋骨，桑寄生则有一定的补肝肾、养血通络之能。两药配伍，可明显提高补肝肾、强筋骨、止痹痛之功效，是治疗痹证日久、肝肾不足所致的腰膝酸软疼痛等的有效药。

五加皮配杜仲：五加皮可祛湿除痹，又能益气补肾；杜仲则可补肾壮骨，兼具除湿止痛之功。两药配用，则补肾壮腰除痹的功效更加显著，是治疗肾虚或兼寒湿所致的腰痛及关节酸软肿痛等的有效药。

五加皮配远志：五加皮外散风寒湿邪，内补肝肾而壮筋骨，远志则善除痰湿。二者配伍合用，对治疗湿盛之脚气水肿、关节疼痛甚者等颇为有效。

保健功效

利水消肿

五加皮除祛风湿、强筋骨之外，尚有一定的利水消肿之功，可用于治疗水肿、小便不利等。

祛风湿

五加皮归肝、肾经，其味苦性温，能祛风而胜湿，有很强的祛风湿功效，一般来讲，风湿关节痛、四肢拘挛、屈伸不利等均可用五加皮进行治疗。用法多为单用浸酒服，如五加皮酒。也有与别药配伍应用者，一般多与独活、威灵仙、防风等祛风湿药配伍，疗效甚好。

强筋骨

五加皮归肾经，可强筋健骨，用于治疗肝肾不足而致腰膝酸软、小儿行迟等效果颇佳。五加皮与杜仲、续断、淫羊盆等伍用，用于治腰膝疼痛等效果亦佳；另外，五加皮同木瓜、川牛膝为伍研末服，可有效治疗小儿行迟等。

【家庭调理药膳】

五加皮当归酒

材料： 五加皮、当归、牛膝各适量，红曲、梁米各适量。

做法： 先将五加皮洗净，去骨，之后和当归、牛膝一起加水入锅煎汁，煎成后去渣取汁，再加曲、米酿酒。每次饮一小盏，早晚2次。

功效： 壮筋骨、散风除湿。适用于风湿痹痛无热症者。

五加皮炖鸡

材料： 土鸡半只，五加皮适量，黑枣10颗，枸杞20颗。

做法： 1.将五加皮放入锅中，加足量水。2.半只鸡清洗切块，放入水中，并加入黑枣及枸杞。3.一起炖煮40～60分即可。

功效： 祛风湿、强筋骨。

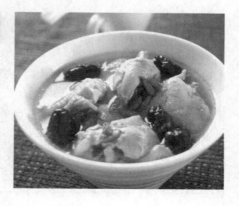

猪苓——利水消肿，渗湿

猪苓甘淡性平，淡主渗湿，开腠理，通水道，利小便，其利水消肿、渗湿之效甚强。故凡是水湿滞留、淋浊尿闭、水肿胀满、湿热黄疸、脚气浮肿及泄泻不止者，均可选用本品进行治疗。其他如急性肾炎、慢性腹泻、肝硬化腹水、产后癃闭、急性肾小球肾炎、胃肠炎、肾病综合征、慢性肾衰、霉菌性阴道炎、尿道炎属于水湿偏盛者亦可使用本品。

【本草档案】

别名：豕零、豭猪屎、豕橐、豨苓、地乌桃、野猪食、猪屎苓。

性味归经：味甘、淡，平，归肾、膀胱经。

适用体质：有湿证而肾虚者忌。

用法用量：煎服，每次6～12克，或入丸、散剂。

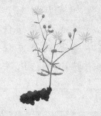

服用禁忌：利水之功较强，内无水湿及小便过多者忌用。

保健功效

解热渗湿

猪苓味甘淡平，归肾、膀胱经，其渗湿之效甚强，故可用于治疗流行性出血热、尿路结石等。

利水消肿

猪苓归膀胱经，有一定的利水消肿功用，可用于因水湿停滞所致的小便不利、水肿、泄泻、淋浊、带下等的治疗。用于治疗此类病症时，可单味用亦可配入复方，与别药伍用，一般视情况而定。

食用保健

猪苓除了治病之外，食用时还有一定的保健功能，可单味研末服。健康人常食之能增强体质、防病，又能抗癌，年老体虚偏肥胖者服之更宜。另外，猪苓还有一定的延缓细胞衰老的作用，是抗癌、保健、养生之佳品。

【配伍应用】

猪苓配白术：猪苓归肾、膀胱经，有利水功效，尤长于渗湿利水，白术则善于益气健脾。二者配伍之后，可以互相促进，有健脾益气、渗湿利水之功效。适用于湿盛中阻，分清别浊失调之水泻、尿少、身倦纳呆等，且是此类病症的常用药方之一。

猪苓配大腹皮：猪苓和大腹皮均有一定的利水作用，差别在于猪苓长于渗湿利水，大腹皮则长于下气行水。两药伍用，可互相促进，有很好的利水除胀之功效，适用于水肿胀满、小便不利者。

猪苓配伍阿胶、滑石：猪苓甘淡利尿，阿胶滋阴润燥，滑石清热通淋。三药配伍合用，有清热、渗利、滋阴之功效，且利水而不伤阴，滋阴而不敛邪，用于治疗水热互结、邪热伤阴、小便不利之证效果甚佳，是此类病症的常用药方之一。

【家庭调理药膳】

猪苓瓜皮鲫鱼汤

材料：鲫鱼500克，猪苓30克，冬瓜皮30克，生姜4片。

做法：1.鲫鱼去鳞、鳃及内脏，之后洗净备用；猪苓、冬瓜皮、生姜洗净，备用。2.将以上几种材料一起放入砂煲内，加适量水，用大火煮沸，之后改用文火煲2小时，调味后即可食用。

功效：健脾祛湿、消肿利水，可用于肝硬化腹水，营养不良性水肿属脾虚水湿内停者。症见形体消瘦、体倦食少、小便不利、轻度腹水，或下肢浮肿、皮肤黄疸。

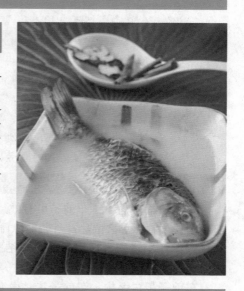

杏仁猪苓大枣汤

材料：杏仁6克，猪苓10克，大枣15枚。

做法：先将杏仁和大枣在水中泡1小时，然后入锅煮1小时，食果饮汤。

功效：宣肺润肠、止咳平喘、益气生津，适于咳嗽喘促、胸肋满胀、气短、肺癌。

车前子——利尿通淋，渗湿止泻

车前子甘淡渗利，性寒清热，性专降泄滑利，利尿通淋、渗湿止泻、明目、祛痰功效甚佳，有通气化、行水道，疏利膀胱湿热，导湿热下行从小便而出之功，用于治疗湿热内蕴之小便不利、水肿等效果均颇为明显，对湿热下注于膀胱而致小便淋漓涩痛者尤为适宜。车前子归小肠经，能下入小肠，故可通淋闭，泌清浊而止泻，即利小便以实大便，对治疗淋证、水肿、带下、尿血、泄泻、目赤肿痛、目暗昏花、翳障、痰热咳嗽、湿痹等效果均不错。其他如水肿、急性肾小球肾炎、细菌性痢疾、血尿、白带、角膜混浊、风湿性关节炎、阴道炎属于湿热壅盛者等也可使用本品进行治疗。

【本草档案】

别名：车前实、虾蟆衣子、猪耳朵穗子、凤眼前仁。

性味归经：味甘，微寒。归肝、肾、肺、小肠经。

适用体质：肾虚寒者尤宜忌之。

用法用量：煎服，9～15克，宜包煎。或入丸、散剂。外用，煎水洗，或研末撒。

服用禁忌：苦寒渗湿，凡内伤劳倦，阳气下陷，肾虚遗滑者慎用。

【配伍应用】

车前子配车前草：车前子可有效通利三焦，偏于行有形之水湿；而车前草则长于利无形之湿热，且兼能凉血止血。二者伍用时，可使清热利湿、利尿通淋作用增强，适用于湿热蕴结膀胱之小便短少或赤涩热痛、癃闭、尿血、浮肿等，以及暑热泻痢、石淋等。

车前子配白茅根：车前子味甘微寒，其甘寒滑利，性善降泄，既能利水道、消水肿，又能别清浊、导湿热；而白茅根甘寒，其性善清热凉血，为凉血止血、清热利尿之品。两药相须为用，具有较好的利水通淋、凉血止血之功，适用于水湿内停所致的小便不利、下肢浮肿等。

车前子配木通：车前子甘寒滑利，性专降泄，能利水通淋、渗湿止泻、清泄湿热；木通则苦寒，上清心经之热，下则清利小肠、利尿通淋。二者配伍之时，其清热渗湿、利水通淋之功大增，适用于湿热蕴结膀胱之小便短赤、淋漓涩痛、水肿等，疗效颇丰。

车前子配苍术： 车前子长于清利湿热，苍术长于苦温燥湿。两药配伍合用，有健脾燥湿之功效，适用于妇女带下或泄泻因湿邪导致者。

保健功效

清肝明目

车前子归肝经，故有一定的清肝明目功用，可用于目赤、内障、视物昏花等证。

渗湿止泻

车前子归肾、小肠经，有一定的渗湿止泻功用，可用于湿盛泄泻等，能利水湿、分清浊。

清肺化痰

车前子归肺经，有清肺化痰功用，可用于治疗肺热咳嗽痰多等症。

利水通淋

车前子归小肠经，有很好的利水通淋功用，是常见的利水渗湿药物之一，可用于治疗小便不利、水肿等。

【家庭调理药膳】

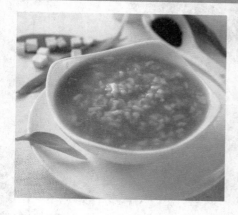

茯苓车前子粥

材料： 茯苓粉、车前子各30克，粳米60克，白糖适量。

做法： 1.将车前子(纱布包)加水300克，煎半小时后取出，煎汁留用。
2.将粳米和茯苓粉加到车前子煎汁中，开火共煮粥，粥成时加白糖适量。每日空腹服2次。

功效： 利水渗湿、清热健脾，适用于湿热带下。

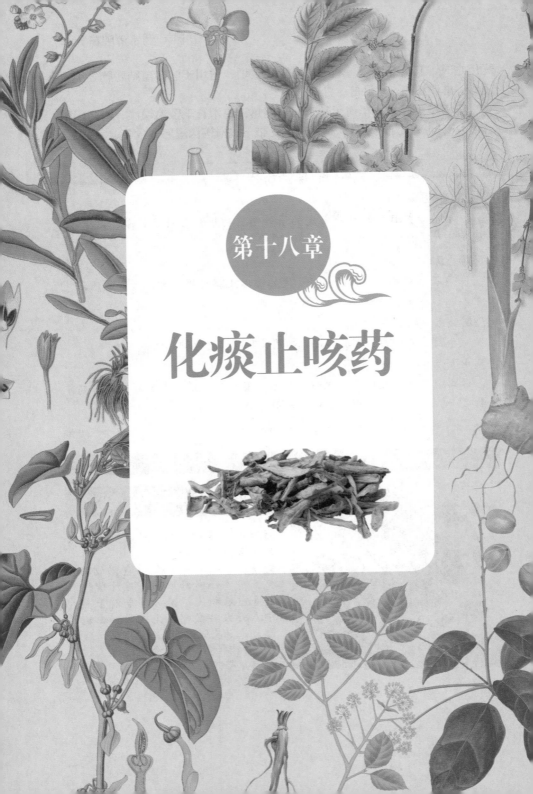

第十八章

化痰止咳药

半夏——降逆止呕，消痞散结

半夏性温燥，善燥湿而化痰浊，内用可燥湿化痰、降逆止呕、消痞散结，外用能消肿止痛，为燥湿化痰、温化寒痰之要药，尤善治脏腑之湿痰。半夏既能燥湿以化痰，又可降逆以和胃，有很好的止呕作用，对多种病症的呕吐均有效果。此外，半夏又具辛开散结、化痰消痞之功效，不但可用于治疗痰热互结之心下痞、结胸证，对气滞痰凝之梅核气等也颇为有效。

【本草档案】

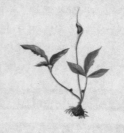

别名：三叶半夏、三叶老、三步跳、麻玉果、燕子尾。

性味归经：味辛，温；有毒，归脾、胃、肺经。

适用体质：一切血证及阴虚燥咳、津伤口渴者忌服。

用法用量：煎服，每次3～10克。一般宜制过用，外用适量。

服用禁忌：反乌头。其性温燥，故凡阴虚燥咳、血证、热痰、燥痰患者应慎用。

【配伍应用】

半夏配瓜蒌：半夏辛开散结，化痰消痞之功甚强；瓜蒌则能利气开郁，导痰浊下行而宽胸散结之力甚伟。两药配伍应用，可增强化痰、散结、消痞之功，可用于治疗痰气互结、胸阳不振之胸痹疼痛不得卧者，临床效果佳。

半夏配细辛：半夏辛散温通，长于温化寒痰；细辛则辛温发散，外能发散风寒，内能温肺化饮。两药配伍用时，相得益彰，共奏温化寒痰之功，适用于寒饮咳喘之证，是此类病症的有效药之一。

半夏配生姜：半夏味苦善降，尤长于降逆止呕；生姜则辛散温通，功专温中止呕，素有"呕家圣药"之称。两药配伍合用，可有效增强温中和胃、降逆止呕之功，适用于治疗痰饮或胃寒所致呕吐之证，是此类病的对症方之一。

半夏配昆布：半夏内服能消痰散结，外用能消肿止痛；昆布则咸能软坚，善消痰散结。二者配伍用，可增强消痰散结之功，适用于瘿瘤、瘰疬等。

保健功效

消痞散结

半夏可有效消痞散结，能用于痰热互结、心下痞满疼痛或呕吐泻痢者。

降逆止呕

半夏还有一定的降逆止呕功效，可用于饮停心下、呕吐不渴、目眩心悸等，此时常与生姜、茯苓同用，以增强药效。用于胃热呕吐或胆热犯胃者常配黄连、陈皮、枳实、竹茹同用，而兼寒者则加藿香、丁香。

燥湿化痰

半夏性温燥，善化痰浊，有很强的燥湿化痰功效，常用于湿痰阻肺、咳嗽气喘等，用于此类病症时，可将半夏配陈皮、茯苓等同用，而风痰眩晕、恶心呕吐者则可配天麻、蔓荆子、白术、茯苓等息风化痰药。

【家庭调理药膳】

半夏山药粥

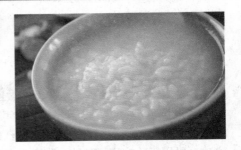

材料：山药30克，清半夏30克。
做法：1.山药研末，备用。2.煮半夏取汁一大碗，去渣，调入山药末，再煮沸，酌加白糖和匀即可。
功效：燥湿化痰、降逆止呕。

柴胡——和解退热，升举阳气

柴胡在古代书中读"茈"胡，在《本草纲目》中有"嫩则可茹，老则采而为柴，苗有芸蒿、山菜、茹草之名"的描述，药用的柴胡其实是草的根名。柴胡最早载于《神农本草经》，列为上品。治伤寒，有大、小柴胡及柴胡加龙骨、柴胡加芒硝等汤，所以后人治寒热，中西医都把柴胡作为最主要的消炎、退烧药。

【本草档案】

别名：茈胡、地薰，山菜、茹草，柴草。

性味归经：味苦、辛，微寒。归肝、胆经。

适用体质：湿热、气虚体质。

用法用量：煎服，3～10克。和解退热宜生用，疏散肝郁宜醋炙，骨蒸劳热当用鳖血拌炒。

服用禁忌：肝阳上亢，肝风内动，阴虚火旺及气机上逆者忌用或慎用。

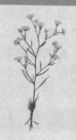

保健功效

解表退热

柴胡辛能散风，微寒清热，轻浮上行，解表之力较弱，但能清利头目、疏散头面之邪，故风热感冒所致头昏头痛者较为多用。

疏肝解郁

柴胡辛行苦泄，善条达肝气、疏肝解郁，故可用治肝失疏泄，气机郁阻所致的情志抑郁、胸胁，或少腹胀痛、妇女月经失调、痛经等。若肝郁血虚、脾失健运，妇女月经不调、乳房胀痛、胁肋作痛、神疲食少、脉弦而虚者，常配伍养血柔肝、益气健脾之品。

升举阳气

柴胡因能升举脾胃清阳之气，故可治中气不足，气虚下陷所致的脘腹重坠作胀、食少倦怠、久泻脱肛、子宫下垂、肾下垂等脏器脱垂，常与补气升阳药同用，以加强补气升阳之作用。

【配伍应用】

柴胡配枳壳：柴胡功善疏肝解郁而升清，枳壳功专行气消积、宽中除胀而降浊。二者配伍，升降同用，能和肝脾、理气机，使气机升降有序，常用治肝脾不和，气机不利所致的胸胁脘腹满闷胀痛、食欲不振、大便不调等。

柴胡配白芍：柴胡能疏肝解郁，白芍能养血柔肝、缓急止痛。二药相合，疏肝与柔肝并用，理气与和血并行，既能疏肝理气，又有和血止痛之功。常用治肝气郁结、气血不和所致的胸胁脘腹疼痛、月经不调等。

柴胡配金钱草：柴胡善于疏利肝胆气机，金钱草能清利肝胆湿热，兼能利胆排石退黄。二药相合，清疏并用，有清利肝胆湿热、排石退黄之效。常用治湿热黄疸、胁肋胀痛。

柴胡配细辛：柴胡善于疏肝理气解郁、调畅气血，细辛善于祛风止痛。二药配伍，辛散疏通，轻浮上达，共奏疏肝活血、祛风止痛之功，常用治气血不和、风邪上扰所致的头痛。

【家庭调理药膳】

柴胡粥

材料：柴胡10克，大米100克，白糖适量。

做法：1.将柴胡择净，放入锅中，加清水适量，水煎取汁。2.加大米煮粥，待熟时调入白糖，再煮沸即成，每日1～2剂，连续3～5天。

功效：和解退热、疏肝解郁、升举阳气。适用于外感发热，肝郁气滞所致的胸胁乳房胀痛、月经不调、痛经等。

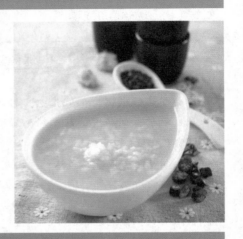

决明子柴胡药粥

材料：柴胡15克，决明子20克，菊花15克，冰糖15克，大米100克。

做法：1.决明子，柴胡，菊花放入砂锅内加三碗水煎煮，去渣取汁。2.将大米放入药液中煮粥，趁热加入冰糖至融化，每日分两次服完。

功效：清热疏肝，对于肝阳上亢、肝郁化火型的高血压并伴有小便黄赤，大便秘结等症状的患者能起到辅助降压的作用。

川贝母——清热润肺，化痰止咳

川贝母性微寒而苦，有清热化痰、润肺止咳、散结消肿之功效，既能清泄肺热化痰，又味甘质润而润肺止咳，故尤宜于内伤久咳及燥痰、热痰之证。另外，川贝母对于治阴虚久咳、肺痨久嗽等有一定的作用。

【本草档案】

别名：虻、黄虻、苘、贝母、空草、贝父、药实、苦花、苦菜、勤母。

性味归经：味苦、甘，微寒，归肺、心经。

适用体质：脾胃虚寒及有湿痰者不宜用。

用法用量：煎服，每次 3 ～ 10 克。研末服，每次 1 ～ 2 克。

服用禁忌：不宜与乌头类药材同用。

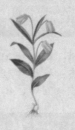

【配伍应用】

川贝母配北沙参：川贝母甘寒质润，尤善润肺止咳，兼能清肺化痰；北沙参甘润苦寒，长于补肺阴、清肺热。二者同用，共奏养阴润肺、化痰止咳之功，适用于阴虚肺燥有热之干咳少痰、咯血或咽干音哑等。

川贝母配知母：川贝母性甘寒，有润肺止咳之功用，兼能清肺化痰；知母则苦甘性寒质润，长于泻肺热、润肺燥。两药伍用，相得益彰，增强清肺润燥之力，适用于肺热燥咳、咯痰黏稠者。

川贝母配枇杷叶：川贝母归肺经，清肺润肺，止咳化痰之功用其佳；枇杷叶苦寒性降，长于清肺止咳。两药配伍，共奏润肺、化痰、止咳之功，适用于内伤久咳及燥咳、热痰之证。

保健功效

解郁散结

川贝母有很强的解郁散结之功用，常用于郁症、忧思郁结、胸闷脘胀等，可单用，或与厚朴同用，亦可配郁金、当归、柏子仁等同用，以增强效果。

清热化痰

川贝母归肺经，有较强的清热化痰、润肺止咳之功效，常用于咳嗽、风寒暴咳喘急等，此时可用其与桔梗、杏仁、甘草等配用。中风窍闭、惊痫等见有痰热者可配伍天竺黄、竹沥、菖蒲等同用，涤痰清热开窍效果甚佳。

【家庭调理药膳】

贝母枇杷膏

材料：枇杷叶70克，川贝母7克，麦芽糖70克，蜂蜜适量。
做法：枇杷叶煎水2次，滤取浓汁，加川贝末、麦芽糖、蜂蜜熬成膏即可。
功效：宣肺、化痰、止咳，适用于慢性支气管炎等症。

贝母粥

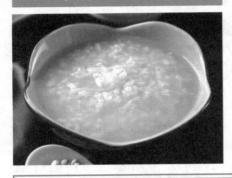

材料：川贝母5～10克，粳米50～100克，白糖适量。
做法：1.将川贝母洗净，烘干研末，粳米淘洗干净，放入锅内。
2.加水适量，用武火煮沸后，改用文火煮至米开，调入川贝母粉末、白糖，搅拌均匀后再煮二三沸即可。
功效：滋阴润肺、化痰止咳，可治疗老年慢性气管炎、肺气肿、咳嗽气喘、肺虚久咳、痰少咽燥，或痰热咳嗽、咯痰黄稠等症。

苦杏仁——润肺，消食积，散滞气

　　苦杏仁味苦微温，有止咳平喘、润肠通便之功效，以苦泄润降为主，善肃降，兼宣发肺气而能止咳平喘，是为治咳喘之要药。临床中，凡邪气壅肺、肺气不降之咳喘者，无论外感内伤，均可随症配伍用之。另外，苦杏仁质润而多脂，又能润肠通便，对肠燥便秘等亦颇为有效。除以上外，急性支气管炎、大叶性肺炎、上呼吸道感染、支气管扩张、声带息肉、慢性咽炎、习惯性便秘等属于肺郁气滞者也可应用本品治疗。

【本草档案】

　　别名：杏仁。
　　性味归经：味苦，微温；有小毒，归肺、大肠经。
　　适用体质：阴虚咳喘及大便溏泄者忌用。
　　用法用量：煎服，每次3～10克，宜打碎入煎。或入丸、散剂。
　　服用禁忌：有小毒，故量不宜过大，婴儿慎用。

保健功效

润肠通便

苦杏仁归大肠经，因此有一定的润肠通便功效，可用于治疗胃肠燥热、脾约便秘等。

止咳平喘

苦杏仁归肺经，故有一定的止咳平喘功效，可用于咳喘、风寒客肺、咳喘胸闷等，临床中治疗以上病症时，常用苦杏仁配麻黄、甘草同用，若寒从热化、咳逆气急、身热口渴，则可再加石膏。如果是风热咳嗽或温燥咳嗽，则可使用苦杏仁配桑叶、沙参、浙贝、栀子等；用于寒饮咳嗽、咯痰清稀，则可用本品配干姜、细辛、五味子、半夏、茯苓等以温肺散寒，效果甚佳。

【配伍应用】

苦杏仁配麻黄：苦杏仁味苦降泄，有止咳功用，尤长于止咳平喘；麻黄则辛散苦泄，既能发汗解表，又能宣肺平喘。二者相须为用时，可相互补充，宣降并施，增强止咳平喘之力，适用于风寒束表、肺气壅遏或肺热壅之咳喘实证，是此类病症的常见有效方之一。

苦杏仁配石膏：苦杏仁味苦入肺经，长于止咳平喘；石膏则甘辛大寒，尤善清肺经实热。二者合用，一温一寒，互为表里，有清肺泄热、止咳平喘之功，尤其适用于治疗肺热咳喘、发热口渴者。

苦杏仁配柏子仁：苦杏仁归大肠经，质润多脂，又善润肠通便；柏子仁则味甘质润，富含油脂，有很强的润肠通便之效。两药相合而用，可互相促进，使润肠通便之力增强，适用于各种原因所致肠燥便秘证，临床效果甚佳。

【家庭调理药膳】

四仁锅巴

材料：杏仁10克，薏仁15克，砂仁10克，白蔻仁6克，粳米锅巴250克，滑石20克，通草6克。

做法：1.将上面所列药材同入锅煎汤，得液150毫升时，去渣。2.药汁滚沸浇在粳米锅巴上，温服。

功效：宣上、畅中、利下。

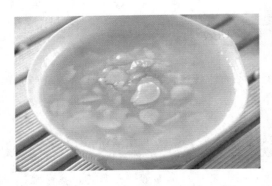

杏仁粥

材料：杏仁（去皮尖）15克，粳米50克。

做法：将杏仁、粳米淘洗干净后，混合，加水两碗，开火煮粥，煮至粥熟后，趁热分服，令其微汗出。

功效：发散风寒、止咳化痰。

旋覆花——降气行水化痰，降逆止呕

旋覆花苦辛咸而性微温，苦降辛开，咸能软坚，温能宣通，有降气行水化痰，降逆止呕之功效，故可降气化痰而平喘咳，消痞行水而除痞满，用于痰涎壅肺，不论寒证或热证，通过配伍皆可应用。因本品性温，故治寒痰壅肺、痞闷喘咳尤为适宜。

旋覆花又善降胃气而止呕噫，有良好的降气止呕作用，常用于各种原因所致噫气、呕吐诸证。

【本草档案】

别名：覆、盗庚、戴椹、飞天蕊、金钱花、野油花、滴滴金、夏菊、金钱菊、艾菊、迭罗黄、满天星、六月菊、黄熟花、水葵花、金盏花、复花、小黄花、猫耳朵花、驴耳朵花、金沸花、伏花、全福花。

性味归经：味苦、辛、咸，微温，归肺、胃经。

适用体质：病人涉虚者不宜多服，利大肠，戒之。

用法用量：煎服，3～10克，布包。

服用禁忌：阴虚劳嗽、津伤燥咳者忌用。因其有绒毛，易刺激咽喉作痒而致呛咳、呕吐，故须布包入煎。

【配伍应用】

旋覆花配紫苏子：旋覆花辛温通降，功专降气行水化痰；紫苏子则辛温润降，尤长于降肺气、化痰涎。二药相合，可增强降气化痰作用，气降痰消则咳喘自平，适用于痰壅气逆、咳嗽气喘、痰多胸痞之证，是此类病症的有效药之一。

旋覆花配桑白皮： 旋覆花苦降辛开，长于降气化痰而平喘咳；桑白皮则甘寒性降，功专泻肺热、平喘咳。两药相配而用，可相互补充，寒温同用，共奏清肺热而平喘咳之功，适用于肺热痰黄咳喘之证，且效果甚佳。

旋覆花配半夏： 旋覆花味苦辛，归胃经，长于降逆止呕；半夏则辛散温通，味苦而降逆和胃，为止呕要药。两药相伍而用，可增强温中和胃、降逆止呕之功，适用于痰饮或胃寒所致呕吐证。

旋覆花配瓜蒌： 旋覆花辛开散结，降气化痰消痞；瓜蒌能利气开郁，导痰浊下行而宽胸散结。两药相伍而用，可增强化痰散结消痞之功，适用于痰气互结、胸阳不通之胸痹疼痛不得卧者，疗效甚伟。

旋覆花配香附： 旋覆花辛温通降，功善降气化痰、舒畅气机；香附则辛行苦泄，长于疏理肝气，调经止痛甚强。两药伍用，可收调和气血而止痛之效，适用于气血不和之胸胁痛者。

保健功效

行水化痰

　　旋覆花归肺、胃经，因此有一定的行水化痰功效，是行水化痰的常用有效药之一，可用于治疗积年上气，此时常与皂荚、大黄等配伍合用。

【家庭调理药膳】

参苡粥

材料： 苡米30克，北沙参15克，莱菔子9克，旋覆花9克。
做法： 先将北沙参、莱菔子和旋覆花三种混合用布包好，之后加水煎汤去渣，然后用药汁与苡米煮粥，粥成之后即可。
功效： 行水化痰，适用于食道癌。

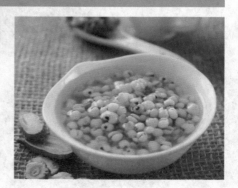

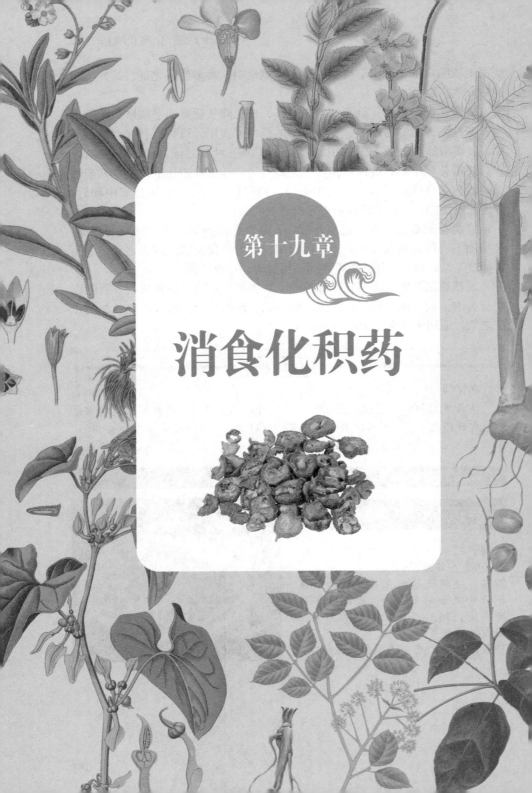

第十九章

消食化积药

神曲——消食之最

中医认为，神曲辛以行气消积，甘温和中，有健脾和胃、消食调中之效，善消谷食积滞，故可用之治疗食积胀满、不思饮食、胸痞腹胀，或腹痛泻痢等症，效果颇佳，另外，本品用于消谷食尤为适宜，临床中神曲常与麦芽、山楂同用，习称焦三仙。

《药性论》中说神曲可以"化水谷宿食，癥结积滞，健脾暖胃"。这些记载与现代医药研究结论基本相同。

【本草档案】

别名：六神曲、六曲。

性味归经：味甘、辛，温。归脾、胃经。

适用体质：脾阴虚，胃火盛者不宜用；能落胎，孕妇宜少食。

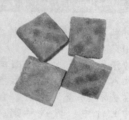

用法用量：煎服，每次6～15克，大剂量可用至30克。也可入丸、散剂。

服用禁忌：妇女授乳者忌用。

【配伍应用】

神曲配陈皮：神曲甘温调中，辛散行气，消酒食而除陈腐之积、导滞气而和胃调中之功甚伟；陈皮则辛开苦降，理气燥湿而又能和中安胃。两药配用，相得益彰，神曲得陈皮之助，能增强消食和胃之力，更有利于神曲消积导滞；且二药合用时，又能有燥湿化痰之效。用于治疗饮食积滞，胃失和降之腹痛腹胀，嗳腐吞酸或痰湿停滞所致之恶心呕吐、脘腹胀闷，或咳嗽气逆、胸闷等效果颇佳。

保健功效

健脾和胃、消食化积

神曲归脾、胃经，故有很强的健脾和胃、消食化积之功效，临床中多用于外感夹食积、外感风寒、内伤饮食、恶寒发热、脘腹胀闷、嗳腐厌食等症，神曲有解表化滞的作用。

　　神曲配苍术：神曲可有效消食和胃，苍术则燥湿力强，湿去则脾胃可得以健运。二者相遇后，可互为彰显，相互补充，共奏消食健脾之功，用来治疗食积内停、湿阻脾胃之脘闷腹胀、食欲不振、恶心呕吐、腹泻等效果甚佳。

　　神曲配胡荽、木香：胡荽气味芳香，能开胃消食，增进食欲；神曲能消食化积、健脾开胃；木香能行气调中。三者相伍，行气健脾消食，可用治饮食积滞、胃纳不佳者。

　　神曲配枳实：枳实破气消积、化痰除痞；神曲健脾和胃、消食调中。二药配伍，行气消痞、消食导滞效力显著，适用于积气滞、脘腹痞满。

【家庭调理药膳】

山楂神曲粥

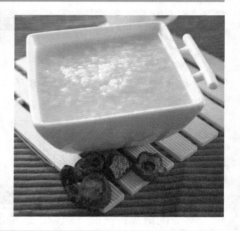

材料：山楂5克，炒神曲20克，粳米50克。

做法：1.用纱布将山楂和神曲包好放入锅中，加水后煎煮半小时，之后去掉药渣，留汁。2.将粳米放入神曲汁中，煮成稀粥。吃的时候加适量白糖调味即可，每天2次。

功效：健脾和胃、消食导滞。对于小儿脾胃不和导致的食欲不振、浊气上逆的呃逆等症状，都有很好的疗效。

神曲茵陈粥

材料：神曲10克，茵陈15克，竹叶5克，大米50克。

做法：将诸药择净，水煎取汁，之后加大米煮粥，每日1剂，连续5～7天。

功效：健脾利湿。适用于肝炎脘腹胀满、纳食不香、大便溏薄、小便短黄等。

山楂——消食化积益脾胃

　　中医认为，山楂味酸而甘，微温不热，有消食化积、行气散瘀之能，主入脾、胃经，故健脾开胃、增进消化的功效强，为消腥膻油腻、肉食积滞之要药。

　　临床中，山楂主要用于治疗饮食积滞、泻痢腹痛、疝气痛、瘀阻胸腹痛、痛经等症，其他如消化不良及其他胃功能之疾患属食积不化者，冠心病心绞痛、子宫肌瘤、痛经、子宫内膜异位、胎盘滞留等属于瘀血阻滞等也可使用本品治疗，效果亦佳。

【本草档案】

　　别名：梁梅、朳子、鼠查、羊梾、赤爪实、棠梾子、赤枣子、山里红果、酸枣、山里果子、茅楂、猴楂、映山红果、海红、酸查。

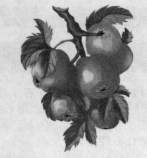

　　性味归经：味酸、甘，微温。归脾、胃、肝经。

　　适用体质：脾胃虚，兼有积滞者，当与补药同施，亦不宜过用。

　　用法用量：煎服，每次10～15克，大剂量时可用至30克。

　　服用禁忌：生用多食，令人嘈烦易饥，损齿，龋齿、脾胃虚而无积滞者应慎用。

【配伍应用】

　　山楂配神曲：山楂善消食化积，有破气化瘀、破泄之力；神曲则味甘

保健功效

增进食欲

　　山楂可活血养血，可有效软化血管、降压、降血脂，故又可用来治疗高血压、冠心病、高脂血症等。

行气散瘀

　　山楂味酸甘，微温不热，有一定的行气散瘀之功效，可用于产后瘀阻腹痛、恶露不尽、瘀血经闭等证。

消食化积

　　山楂归脾、胃经，可有效化积消食，温脾和胃之功较强，对食物积滞、腹痛泄泻等有一定的效果。一般来讲，用山楂治食积不消，可单用煎服，或与蜂蜜为丸服，如山楂丸。

辛而性温，其辛不甚散，甘而不甚壅，温而不甚燥，具醒脾助运、导滞之能。两者相合而用，可增强消食除积、破滞除满之力，对于饮食停滞之脘腹胀痛、嗳气腐臭、矢气频频，或腹泻、大便臭如败卵等疾有很好的疗效。

山楂配麦芽：山楂味酸甘，性微温，可有效消食化积、散瘀行滞，尤擅消肉食之积；麦芽则味甘而性微温，对消食和中有奇效，长于消面食之积。两药配伍合用，可增强消食之力，让肉食油腻之积及面食之积皆消，对于饮食不节、胃纳过度所致的食积不化、腹痛腹胀、矢气频频，或泄泻、大便臭如败卵等症有显效。

【家庭调理药膳】

山楂肉丁

材料：鲜山楂100克，瘦猪肉200克，冰糖50克，精盐4克，绍酒5克，味精、葱、香油、姜、蛋清、淀粉各适量。

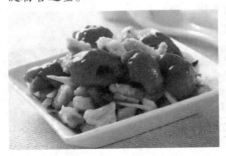

做法：1.猪肉切成3毫米见方的肉丁，放入碗内，加精盐、味精、绍酒腌一下，然后加蛋清、淀粉上浆。2.用一小碗加入水、淀粉、精盐、味精，兑成卤汁。山楂洗净去核，把冰糖放入炒勺，加适量水熬化，见糖汁浓时把山楂倒入，待糖汁粘在山楂上倒出。3.炒勺内加适量的菜油，四成热时，把浆好的肉丁下锅散开、滑透，起勺倒入漏勺内。原炒勺内留少许底油，下葱、姜炸锅，倒入滑好的肉丁，再把兑好的卤汁泼流入勺，翻炒均匀，淋香油，出勺装盘，然后把糖汁山楂倒在肉丁的上面即可。

功效：消食积、健脾胃、散瘀血。

鸡内金——消食健胃止遗尿

中医认为，鸡内金为作用较强的消食药，有健脾消食、涩精止遗、通淋化石等作用，大凡积滞，不论肉积、乳积、谷积及其他积滞，皆可使用本品治疗。《千金要方》中则独用于消化不良引起的反胃吐食。

鸡内金微寒，入膀胱经，有清下焦膀胱湿热之能，又有缩尿涩精止遗之用，故亦可用来治疗梦遗滑精、尿频遗尿等。

【本草档案】

别名：鸡肫胵、鸡肫内黄皮、鸡肫皮、鸡黄皮、鸡食皮、鸡合子、鸡中金、化石胆、化骨胆。

性味归经：味甘，平。归脾、胃、小肠、膀胱经。

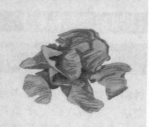

用法用量：煎服，每次3～9克，大剂量可用至20克；也可研末吞服。

服用禁忌：脾虚无积者慎服。

【配伍应用】

鸡内金配麦芽：鸡内金性甘平，能有效生发胃气、养胃阴，具有健脾消食之功；麦芽则能舒肝解郁，有启脾开胃、消食和中之效。二者相须为用，可互相促进，相得益彰，使胃气生、脾气健、肝气舒，可有效增强消食导滞功能，用于治疗脾胃虚弱、食欲不振者，饮食停滞者，久病后纳差者效果颇佳。

鸡内金配海金沙：鸡内金生用时刻通淋消石化瘀，炒用时能消食开胃；

保健功效

散瘀化石

鸡内金有一定的散瘀化石之功，可用于砂淋、石淋，即泌尿系结石，湿热互结而成砂石，小便淋痛或尿来中断。

敛疮生肌

鸡内金还有敛疮生肌的作用，可用于口疮、牙疳臭烂等，可单用本品或与枯矾研末搽用。

缩尿止遗

鸡内金同时归膀胱经，故又有缩尿止遗之功效，可用于肾虚小便滑数不禁，或遗精遗尿。

消食运脾

鸡内金归脾、胃经，有消食运脾、温脾和胃之功，多用于治疗食积不化、脘腹痞胀、嗳腐吞酸、不思饮食或大便泄泻等症。

海金沙则有利水通淋之效，善泻小肠、膀胱血分之湿热。两药配伍合用，可增强通淋化石、清热消积之作用，用以治疗石淋颇为有效。

【家庭调理药膳】

鸡内金山药饼

材料：鸡内金30克，干山药100克，面粉500克。

做法：将鸡内金、干山药混合后共同研粉，之后加入面粉，和成面团，再加入黑芝麻、白糖等揉匀，烙成薄饼10张，每天吃1张，10天为1个疗程，可连用2～3个疗程。

功效：治疗小儿疳积、营养不良性贫血、缺钙、缺铁等。

猪肚内金汤

材料：猪肚250克，鸡内金12克，参须12克，生姜12克。

做法：将猪肚洗擦干净；鸡内金、参须与生姜洗净共同放入煲内；放水3碗，煲3小时，即可饮用。

功效：健胃润燥、调中气、愈十二指肠溃疡、刺激胃肠之荷尔蒙、加强胃消化能力、调中补气。

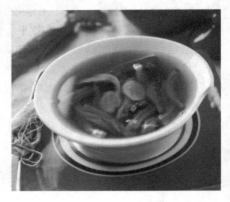

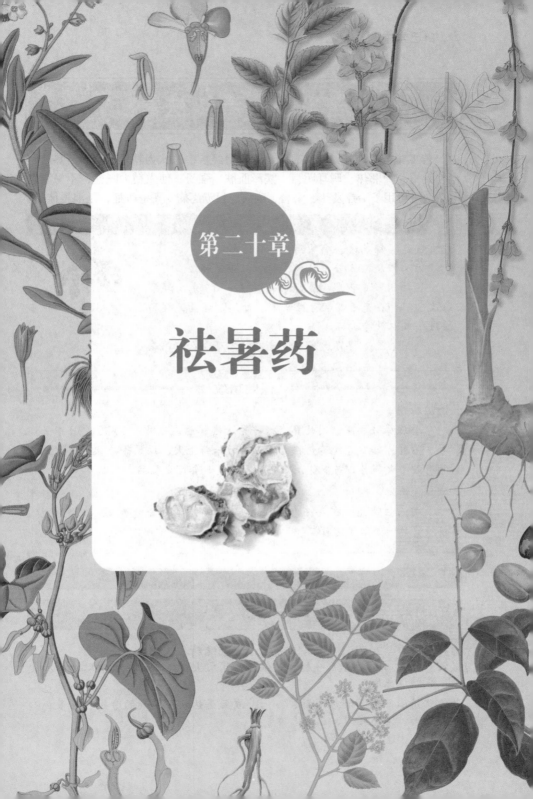

第二十章

祛暑药

苦瓜——清热祛暑

苦瓜味苦，性寒；归心、肺、脾、胃经。中医认为其具有消暑清热、解毒、健胃、除邪热、聪耳明目、润泽肌肤、强身、使人精力旺盛，不易衰老等功效。可用于治疗发热、中暑、痢疾、目赤疼痛、恶疮等症，是消暑佳品。

【本草档案】

别名：锦荔枝、癞葡萄。

性味归经：味苦；性寒，归心、脾、肺经。

用法用量：内服：煎汤，每次 6～15 克，鲜品每次 30～60 克；或煅存性研末。外用：适量，鲜品捣敷；或取汁涂。

服用禁忌：脾胃虚寒者慎食，食之可令人吐泻腹痛。

保健功效

清热解毒

苦瓜味苦性寒，因此具有很好的清热解毒之功用，可用于夏日中暑等。另外，苦瓜又能清热祛火，可有效治疗上火、燥热等症状，是常见的有效去火药品。苦瓜能消烦去燥，为夏日养生之佳品。

健脾除热

苦瓜归脾经，有很好的健脾之功效，可有效开食健脾，又能很好地祛除暑热，是解暑之佳品。

【家庭调理药膳】

灯心苦瓜饮

材料：灯心草20克，鲜苦瓜150克，食盐、味精各适量。

做法：把灯心草、苦瓜一起放入锅内，用文火煮半小时，去渣取汁，加食盐、味精调味即可。

功效：清心降火、利尿通淋，可治疗夏天暑热伤人所致的身热、汗多、心烦、口渴、倦怠乏力、尿少色黄等症。

苦瓜镶肉

材料： 苦瓜1条，绞肉300克，胡萝卜50克，葱、姜、香、酱油、淀粉、盐、麻油各少许。

做法： 1.将苦瓜洗净，后切成2厘米圈状，去子；胡萝卜和姜去皮、切末；葱洗净切末；将以上几种一起放入碗中，加绞肉及调味料搅拌均匀，填入苦瓜内，盛在盘中。2.锅中倒入适量麻油烧热，爆香姜末，加入适量水煮滚，淋在苦瓜上，再连盘放进蒸锅蒸15分钟后取出，撒上香菜末即可。

功效： 祛暑解热、止渴生津。

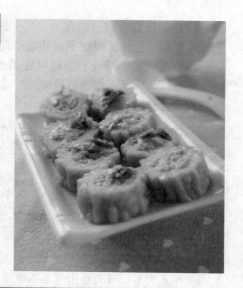

绿豆——清热解毒，消暑，利水

绿豆甘寒，功善清热解毒，以消痈肿，有清热解毒、消暑利水之功效，常用治痈肿疮毒，可单用煎汤频服，或生研加冷开水浸泡滤汁服。又因其能清热消暑、除烦止渴、通利小便，故夏季常用绿豆汤冷饮，以治暑热、烦渴、尿赤等。除以上外，绿豆还善解热毒，为附子、巴豆、砒霜等辛热毒烈之剂中毒及食物中毒的解毒良药。可以生品研末加冷开水滤汁顿服，或煮汤频服，解毒效果颇佳。

【本草档案】

别名：青小豆。

性味归经：味甘，寒。归心、胃经。

用法用量：煎服，15～30克，外用适量。

服用禁忌：脾胃虚寒，肠滑泄泻者忌用。

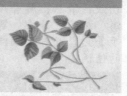

【配伍应用】

绿豆配大附子： 绿豆有一定的利水之功，其与大附子配伍可使利水功效增强，用治疗湿重水气等效果甚佳。

　　绿豆配青豆： 绿豆味寒甘，有一定的利水功效，用其与青小豆、冬麻子、陈皮配伍合用，可使利水功效得到增强，对于小便不通颇为有效。

　　绿豆配大黄： 绿豆有清热解毒消暑之功用，大黄能利水消肿，安和五脏。用绿豆与大黄配伍，可有效治疗小儿遍身火丹并赤游肿。

　　绿豆配赤豆： 绿豆与赤小豆、黑豆、川姜等配伍合用，可有效治疗痈疽。

▶ 保健功效 ◀

清热解毒

　　绿豆有一定的解毒功效，可用于热毒痈肿疮疖。

消暑止渴

　　绿豆甘寒，可有效消暑止渴，多用于热病津伤口渴者。

利水

　　绿豆利水，可用于小便赤涩淋漓不利等。

【家庭调理药膳】

绿豆粥

材料： 绿豆100克，粳米250克。

做法： 将绿豆加水浸泡4小时，除净杂质，放入铝锅内把粳米淘洗干净，也放入铝锅内，加水适量，置武火上浇沸。再改用文火炖煮，至绿豆、粳米熟透即成。

功效： 清热，解暑烦渴、水肿、腹泻、痢疾、丹毒，解毒利水。适用于暑热、痈肿等病症，是夏天解暑的佳膳。

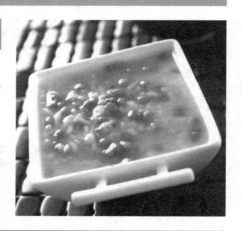

绿豆前子汤

材料： 绿豆60克，车前子30克。

做法： 将绿豆和车前子（纱布包），加水煎汤服。

功效： 用于热淋小便不利、赤涩疼痛、湿热腹泻。

藿香——化湿，止呕，解暑

藿香辛散而不峻烈，微温而不燥热，有化湿、止呕、解暑之功效，故能运脾胃、调中焦、化湿浊，为治疗湿阻中焦、中气不运的常用药。又因为藿香脾主运化，喜温燥而恶阴湿，若暑月外感风寒、内伤生冷而致脾失运化，症见恶寒发热，头痛脘痞、呕恶泄泻等均可用之。藿香辛散温通，能化湿浊、运脾胃、和中止呕，多用于治疗呕吐，脾胃湿浊引起的呕吐尤宜。

【本草档案】

别名:土藿香、猫把、青茎薄荷、排香草、大叶薄荷、绿荷荷、川藿香、苏藿香、野藿香、猫尾巴香、猫巴虎、拉拉香、八蒿、鱼香、鸡苏、水麻叶。

性味归经:味辛，微温。归脾、胃、肺经。

适用体质:胃弱欲呕及胃热作呕，中焦火盛热极，温病热病，阳明胃家邪实作呕作胀，禁用。

用法用量:煎服，5～10克。也可入丸、散剂，鲜品加倍。

服用禁忌:阴虚血燥者不宜用。

保健功效

祛暑清热

藿香味辛，微温，可有效祛暑清热，能治疗暑湿及湿温证初起。

运脾和胃

藿香归脾、胃经，可有效运脾和胃，对于脘腹胀满、食欲不振、恶心呕吐等有一定的效果。

止呕

藿香还有一定的止呕作用，可用于治疗恶心呕吐。此外，藿香挥发油能促进胃液分泌，增强消化，亦可用鲜品炒鸡蛋，增进食欲，故有保健作用。

【配伍应用】

藿香配滑石：藿香芳香化湿，健脾和中；滑石清热解暑，渗湿利水。二者合用，调和脾胃、化湿止泻的功效显著，适用于脾虚湿盛的呕吐泄泻。

藿香配佩兰：藿香气味芳香，功能醒脾化湿，为芳香化湿浊的要药，善于化湿浊、止呕吐；佩兰气味清香，性平不燥，善祛中焦秽浊陈腐之气。两药伍用，相得益彰，化湿解暑功效倍增，适用于夏令伤暑，湿浊中阻的胸闷、腹满、呕恶，或热病挟湿的脘腹胀满、恶心欲吐等。

藿香配砂仁：藿香偏于化湿止呕，砂仁偏于健胃和中。二药配合，理气和中止呕功效较好，适用于妊娠呕吐及气滞脘闷的胃纳不佳。

藿香配陈皮：藿香长于化湿解暑、辟秽止呕；陈皮功善理气健脾、化湿止呕。两药伍用，芳香理气、和中止呕的功效显著，适用于外感暑温，内伤湿滞，脾胃不和所致的脘痞纳呆、呕吐泄泻，甚或心腹疼痛等。

【家庭调理药膳】

藿香七鲜茶

材料：鲜藿香、鲜佩兰、鲜荷叶、鲜竹叶、鲜薄荷、鲜芦根、鲜石斛各10克。

做法：上述七味洗净切碎，共入锅中加水适量，煎汁去渣即成。代茶频饮，每日1剂。

功效：芳香化浊、清凉解暑、生津止渴，适用于小儿夏季热之发热口渴等症。

藿香粥

材料：藿香末10克，粳米50克。

做法：先将粳米入锅中，加水煮粥，待米花将开时，加入藿香粉，再炖至粥熟即成，每日早晚各服1剂。

功效：解暑祛湿、开胃止呕，适用于夏季感觉暑湿之邪、发热胸闷、食欲不振、呕恶吐泻、精神不振等症。

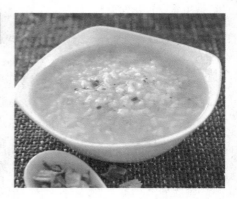

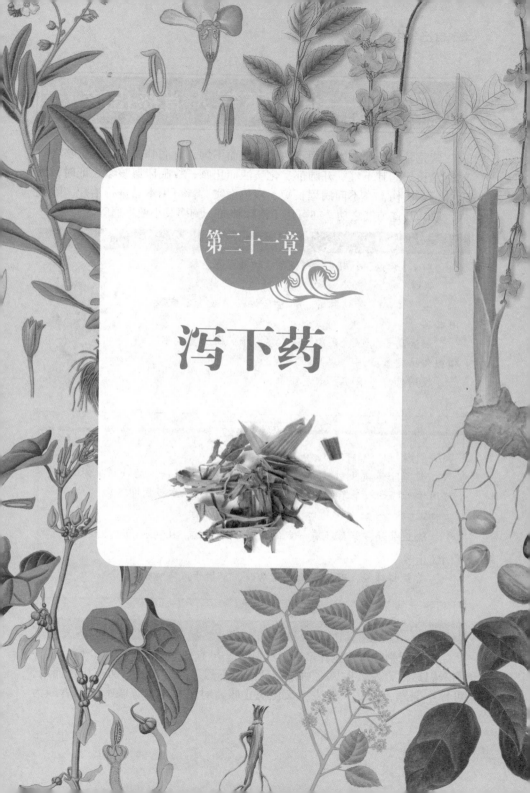

第二十一章

泻下药

紫菀——润肺下气，消痰止咳

紫菀甘润苦泄，性温而不热，质润而不燥，有润肺、化痰、止咳之功效，尤长于润肺下气、开肺郁、化痰浊而止咳，故临床遇咳嗽之证时，无论外感、内伤，亦不问病程长短、寒热虚实，皆可用本品进行治疗。除此外，取其开宣肺气之功，亦可用于治疗肺痈、胸痹及小便不通等。

【本草档案】

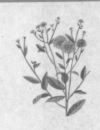

别名：紫菀、小辫儿、夹板菜、驴耳朵菜、软紫菀。

性味归经：味苦、辛、甘，微温，归肺经。

适用体质：劳伤肺肾、水亏金燥而咳喘者不宜服用本品。

用法用量：煎服，每次5～10克。外感暴咳宜生用，肺虚久咳宜蜜炙用。

服用禁忌：有实热者忌服。

保健功效

利尿通淋

紫菀除清痰止咳、宣肺平喘之功效外，尚有一定的利尿通淋之用，可用于治疗妇人卒不得小便，使用紫菀为末，以水服用即可。

宣肺平喘

除止咳外，紫菀还有一定的宣肺平喘功效，且利水消肿功效甚佳。

消痰止咳

紫菀归肺经，有消痰止咳之功效，可用于风寒咳嗽等。

【配伍应用】

紫菀配荆芥：紫菀味辛苦，归肺经，可有效润肺、化痰、止咳；荆芥则辛温透散，发表散风之功强，且微温不烈，药性和缓。两药相合而用，可标本兼顾，既祛风解表，又化痰止咳，对风寒犯肺、咳嗽气喘者颇为有效。

紫菀配百部：紫菀甘润苦泄，润肺化痰止咳之效佳；百部则甘润苦降，长于润肺止咳，且兼有杀虫灭虱之功。两药配伍合用，可增强润肺止咳之力，对治疗各种咳嗽无痰或有痰等效果颇佳。

紫菀配白前：白前辛苦微温，善降气化痰；紫菀则辛苦甘润，长于润肺、化痰、止咳。二者相遇之后，互为彰显，一燥一润，则痰消嗽宁，适用于风寒犯肺、咳嗽咽痒、咯痰不爽之证。

紫菀配款冬花：款冬花辛温而润，长于润肺止咳化痰；紫菀甘润苦泄，功专润肺化痰止咳。两药相伍，相合而用，可增强化痰止咳之力，适用于外感、内伤引起的各种咳嗽证。

香薷——发汗解表，"夏月解表之药"

《本草纲目》记载："香薷有野生，有家莳。中州（河南）人三月种之，呼为香菜，以充蔬品。"香薷在古时多作为家庭蔬菜食用，因其气香，草还是嫩芽的时候叶子毛茸茸的，所以取此名。因为外形像蜜蜂的花房，所以又被称为蜜蜂草。为夏天解暑的要药，有"下月解表之药"的称谓。

人们多选用叶大而尖、有刻缺、方茎，颇似黄荆叶的香薷入药，这样的香薷香味最浓，药效也更好。

【本草档案】

别名：香柔、香茸、香菜、蜜蜂草。

性味归经：味辛，微温。归肺、脾、胃经。

适用体质：阳虚体质。

用法用量：煎服。3～9克。用于发表，量不宜过大，且不宜久煎；用于利水消肿，量宜稍大，且须浓煎。

服用禁忌：本品辛温发汗之力较强，表虚有汗及暑热证当忌用。

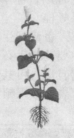

【配伍应用】

香薷配金银花、连翘：香薷辛温，善于发汗解表；而金银花、连翘均辛凉，在透表，清泄郁热等方面功效甚佳。三药配伍相合，寒温相制为用，具有辛凉透热之功。常用于治疗暑月外感寒湿，郁而化热，或外感暑热所致的发热恶寒、无汗头痛、心烦口渴、脉浮数者，是此类病患的常用

保健功效

发汗解表

　　香薷，辛温发散，入肺经，其气芳香，入脾胃又能化湿和中而祛暑，多用于风寒感冒而兼脾胃湿困，症见恶寒、发热、头痛身重、无汗、脘满纳差，苔腻，或恶心呕吐，腹泻者，可收外解风寒、内化湿浊之功。

利水消肿

　　香薷辛散温通，外能发汗以散肌表之水湿，又能宣肺气启上源，通畅水道，以利尿退肿，多用于水肿而有表证者，治疗水肿、小便不利以及脚气浮肿者。

其他

　　香薷水煎后含漱，能有效除口臭。用鲜品香薷外用捣敷，可治脓性指头炎等。

方之一。

　　香薷配杏仁：香薷功善化湿和中；而杏仁偏于肃肺理气，兼可除湿。两药相遇后，既能发散表邪，又能降肺和胃理气。常用治夏月外感寒湿所致的恶寒发热、无汗咳嗽等症。

　　香薷配白术：香薷辛散温通，外能发汗以散肌表之水湿，又能宣肺气启上源，通畅水道，以利尿退肿；白术则功专补气健脾，燥湿利水。两药合用，标本兼顾，最能行水消肿，用于治水湿泛溢之通身水肿者，效果颇佳。

　　香薷配生石膏：香薷辛温，发汗解表，化湿和中，为夏季解肌透表退热要药；生石膏则辛甘大寒，既辛散表热，又清解暑热。两药相遇后，既清且散，可共奏清热解暑、透表退热之功，常用治暑热外感，高热烦渴无汗者，效果颇为可观。

大黄——通利水谷，安和五脏

　　大黄苦寒沉降，善荡涤肠胃，峻下实热，推陈致新，有通利水谷、安和五脏之功效，同时直降下行，走而不守，又有斩关夺门之功，为治疗积滞便秘的要药。大黄主入阳明经，可攻积导滞、泻热通便，尤适用于实热积滞停留肠胃所致的阳明腑实证。

大黄入药历史悠久，始载于《神农本草经》，列为下品。大黄功用甚伟，它归脾、胃、大肠、肝、心经，对这些脏器的部分病症都有一定的功效，且是泻下通利药物之一，同时也可以祛邪火，是一味应用较广、药效较全的中药材。

【本草档案】

别名：将军、黄良、火参、肤如、蜀大黄、锦纹大黄、牛大黄、锦纹、川军、香大黄、马蹄黄、生军。

性味归经：味苦，寒，归脾、胃、大肠、肝、心包经。

适用体质：脾胃虚寒、血虚气弱，妇女胎前、产后、月经期及哺乳期均应慎服。

用法用量：煎服，每次6～10克，外用时应适量。

服用禁忌：生大黄内服可能发生恶心、呕吐、腹痛等副反应，一般停药后即可缓解。

保健功效

除湿去热

大黄能够治疗湿热证。

凉血止痛

大黄可用于治血热吐血、衄血、目赤、咽痛、牙痛等，治热毒痈肿、丹毒、烫火伤等，既可内服，亦可外敷。

泻下除热

大黄有泻下之功，可治热结便秘、腹痛拒按、高热不退、神昏谵语者，常配芒硝、厚朴、积实，治阴伤者

大黄还能治瘀血经闭，治产后瘀阻腹痛。

【配伍应用】

大黄配荆芥穗：大黄性苦寒，主沉降，为泻下之要药；荆芥穗则味辛芳香，性温而不燥，长于升散。两药相合，一升一降，相互制约，清升浊降，清热通便之功甚伟。

大黄配肉桂：大黄苦寒通下，有破积导滞、泻火凉血、行瘀通经之力；肉桂辛热温中，益火消阴，有温补肾阳、散寒止痛之能。两药配伍合用后，相互制约，互相促进，又可相互转化，收振脾阳、通大便之能甚伟。

大黄配升麻：大黄苦寒沉降，气味俱厚，走而不守，抗菌解毒、泻火凉血、逐瘀通经之效佳；升麻则体轻升散，升阳散郁、清热解毒、疏风透疹之功宏。两药配伍，升降兼备，相反相成，可有效清热解毒、凉血止血。

大黄配煅石膏：大黄可清热凉血解毒，煅石膏能敛疮生肌。两药配伍合用，能凉血解毒、燥湿生肌，研末外敷时可有效治烫伤。

巴豆——逐水消肿，祛痰利咽

巴豆辛能行散、热而温通逐寒，能峻下寒积，荡涤胃肠沉寒痼冷，开通闭塞，药力刚猛，有峻下冷积、逐水退肿、祛痰利咽、外用蚀疮之功能，且有斩关夺门之功，可用于寒滞食积、阻结肠道、大便不通、心腹冷痛、痛如锥刺、起病急骤、气急口噤、暴厥者，对于寒积便秘、腹水鼓胀、喉痹痰阻、痈肿脓成未溃、疥癣恶疮等均有一定的疗效。

保健功效

蚀疮杀虫

临床中可用于疮痈肿毒，未溃者可蚀疮溃脓、已溃者可拔毒去腐。

巴豆是泻下要药，有一定的逐水消肿功用，可用于大腹水肿。

攻下冷积

巴豆味辛热，有一定的攻下冷积之效，可用于痢疾因肠府冷积、腹痛、滞下不爽者等。用于寒积便秘急症之寒邪食积阻结肠道、大便不通、腹满胀痛剧烈、病起急骤、气血未衰，应用时可单用本品制霜服。

祛痰利咽

巴豆还能祛痰利咽，可用于喉痹痰涎壅塞气道、呼吸急促、窒息欲死者等，此时可用巴豆霜灌服，或鼻饲。

【本草档案】

别名：双眼龙、大叶双眼龙、江子、猛子树、八百力、芒子。

性味归经：味辛，热；有大毒，归胃、大肠经。

适用体质：孕妇及体弱者忌用。

用法用量：入丸、散剂，每次 0.1～0.3克，大多数制成巴豆霜用，以减低毒性。外用适量。

服用禁忌：不宜与牵牛子同用。

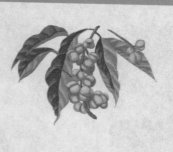

【配伍应用】

巴豆霜配桔梗： 巴豆霜逐寒实而荡肠胃，桔梗宣肺祛痰以畅大肠。二者合用，有泻下寒实、宣肺散结之功，用于寒实结胸所致的胸胁满痛、大便不通诸证。

巴豆霜配杏仁： 巴豆霜泻下寒积、逐水祛痰；杏仁宣肺理气、润燥通便。二药同用，有宣肺降气、泄水通便之功，用于水肿、胀满等。

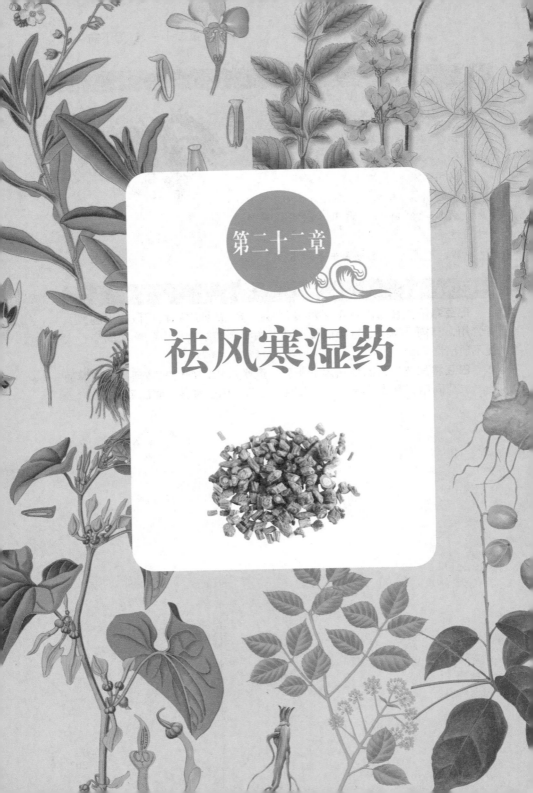

第二十二章

祛风寒湿药

防己——祛风止痛，利水消肿

防己辛苦性寒，辛以散风，苦以泄湿，寒能清热，善走下行，有很强的祛风湿、止痛、利水消肿功用。防己可外散风邪，内清湿热，并以除湿为长，专泻下焦湿热，故对于治疗风湿热邪阻滞经络所致的关节红肿疼痛尤为适宜。临床中，防己主要用于风湿痹痛、风水痰饮、水肿脚气、小便不利、腹水胀满、下焦湿热疮毒等。其他如风湿、类风湿关节炎、骨质增生、痛风属风湿热痹型，以及各种疾病所致水肿也可使用防己进行治疗。

【本草档案】

别名：解离、石解。

性味归经：味苦、辛，寒，归膀胱、肺经。

适用体质：大苦大寒易伤胃气，胃纳不佳及阴虚体弱者慎服。

用法用量：煎服，每次 4.5～9 克。

服用禁忌：气分风热，小便不通，禁用。

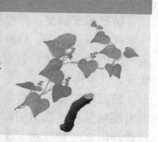

【配伍应用】

防己配黄芪：防己苦寒，归膀胱经，能有效利水消肿、除湿止痛；黄芪则甘温，益气固表而利水消肿能力甚强。另外，黄芪可扶正，防己能祛邪，二者一升一降，补利相兼，升降调和则益气利水之效增强，合用之后相得益彰，对治疗风水、风湿，症见脉浮身重、汗出恶风、小便不利等症效果甚佳。

防己配桂枝：防己归膀胱经，有苦寒降泄、除湿利水之能，可有效泻下焦之湿热，又兼能祛风止痛；而桂枝则通阳化气，可以温通经络、利水除湿。两者配伍而用，可让祛湿除痹之力增强，用于湿痹、水肿、脚气等颇为对症。

防己配茯苓：防己能清热，善下行，有通腠理、利九窍、清热除湿、利水消肿之功用；而茯苓则淡渗利湿，可有效健脾补中、扶正祛邪。两药伍合，相须为用，可相互促进，做到泻中有补，共奏健脾利湿、消肿除饮之功，用于治疗水湿或湿热内盛所致的水肿、小便不利及痰饮肿满等，效果甚佳。

保健功效

利水消肿

防己归膀胱经，故有一定的逐水利尿、消肿功用，在临床中，也常用来治疗此类的疾病，像风水证、头面、四肢浮肿、恶风、汗出、脉浮者等，都可以使用防己进行治疗。

祛风止痛

防己味苦辛，长于清热下行，有很强的祛湿除寒功用，临床中常用于治疗风湿痹痛等，尤其适宜于湿热痹、关节红肿疼痛等症。

其他

防己还有一定的祛湿解毒作用。

防己配五加皮：防己苦寒而降，其外散风邪，内清湿热；而五加皮则外除风湿以止痹痛，内补肝肾而强筋骨。两药相配，对于治疗肝肾亏虚之人所患的风湿痹证，且湿重者效果甚佳，亦可用于风湿痹证之腰脊冷痛、酸重，关节疼痛等。

防己配木瓜：防己善祛风通路，泄经络湿邪之功效颇为显著；木瓜则以治筋病见长，筋急则能缓之，筋缓则能利之。两药相合，用来治疗风湿侵袭经络之筋骨酸痛、足膝无力、肌肉挛缩疼痛、关节肿胀不利，或兼发热等颇为理想。

防风——祛风解表，"治风之通用药"

防风的入药史很久。防即防御的意思，古时记录防风草的不同部位也具有不同的功效，用于祛风解表时全草通用。上半身受风邪多用枝干，下半身受风邪多用枝梢部。防风的药用价值很高，不仅可治风，还具有祛湿的功能。

【本草档案】

别名：铜芸、茴芸、茴草、屏风、百枝、百蜚。

性味归经：味辛、甘，微温。归膀胱、肝、脾经。

适用体质：血虚体质。妇女月经不调合并便秘的患者尤其适用。

用法用量：煎服，3~10克。

服用禁忌：阴虚火旺，血虚发痉者谨用。

保健功效

祛风解表

防风辛温发散，虽不长于散寒，但又能胜湿、止痛，且甘缓微温不峻烈，主要以辛散祛风解表为主，故外感风寒、风湿、风热表证均可配伍使用。

祛风止痒

防风辛温发散，药性平和，能祛风止痒，并以祛风见长，风寒、风热所致瘾疹痰痹皆可使用。可以治疗多种皮肤病，其中尤以风邪所致之瘾疹瘙痒较为常用。

止痉

防风既能辛散外风，又能息内风以止痉。

胜湿止痛

防风辛温，功能祛风散寒、胜湿止痛，为较常用之祛风湿、止痹痛药。

【配伍应用】

防风配苍术：防风辛甘微温，既能祛风解表，又能胜湿止痛；而苍术则辛苦温，其祛风湿、发汗解表之功甚强。两药相合，适用于风寒挟湿的表证，以及风寒湿痹等。

防风配防己：防风功善祛风散寒，强于胜湿止痛；防己则辛苦寒，尤善祛风清热，令除湿止痛之功亦伟。两者相须后，相得益彰，可令祛风除湿止痛之力更强，适用于风湿痹证、全身关节疼痛者。

防风配白术：防风升清燥湿，取其除湿之功以祛脾胃之湿，辛温上行之性以升脾阳；白术则以补气健脾、燥湿止泻为特点。两药配伍之后，能有效益气健脾、除湿升清以止泻，适用于脾虚湿盛、清阳不升所致的泄泻。若土虚木乘，肝郁侮脾，肝脾不和，腹泻而痛者，再配白芍、陈皮效果更佳。

防风配石膏、栀子：防风辛散郁火；石膏、栀子则可以清热泻火，兼能除烦止渴。三者伍用后，亦清亦散，上下分消，因势利导，有清泄郁热之功，适用于脾胃积热之口疮口臭、口燥唇干及烦渴易饥者。

211

牛蒡子——疏风散热，解毒消肿

牛蒡子辛散苦泄，寒能清热，发散之力虽不及薄荷等药，但长于宣肺祛痰、清利咽喉，因此风热感冒而见咽喉红肿疼痛，或咳嗽痰多不利者，常用本品，且效果颇佳。牛蒡子清泄透散，能疏散风热，透泄热毒而促使疹子透发，因此又可用于治疗麻疹不透或透而复隐等。风湿浸淫血脉而致的疮疥瘙痒，亦可使用牛蒡，因其具有散风止痒之功。牛蒡子辛苦性寒，于升浮之中又有清降之性，能外散风热，内解热毒，有清热解毒、消肿利咽之效，故可用治痈肿疮毒、丹毒、痄腮喉痹等。

关于牛蒡的药用作用，很多医书中都有记载，《别录》中说牛蒡能"明目补中，除风伤"。《药性论》则言牛蒡能"除诸风，利腰脚，又散诸结节筋骨烦热毒"。

【本草档案】

别名：恶实、荔实、大力子、蒡翁菜、便牵牛、蝙蝠刺。

性味归经：味辛、苦，寒。归肺、胃经。

适用体质：性寒，滑肠通便，气虚便溏者慎用。

用法用量：煎服，6～12克，炒用可使其苦寒及滑肠之性略减。

服用禁忌：《神农本草经》："痘疮家惟宜于血热便秘之证，若气虚色白大便自利或泄泻者，慎勿服之。瘰疬不忌泄泻，故用之无妨。"痈疽已溃，非便秘不宜服。

【配伍应用】

牛蒡子配桔梗：牛蒡子善于疏散风热、宣肺利咽；桔梗善于开宣肺气、利咽开音、祛痰止咳。二者配伍，共奏疏散风热、宣肺利咽、祛痰止咳之功，常用治外感风热、咽喉肿痛、咳嗽、痰出不爽者。

牛蒡子配连翘：牛蒡子善于疏散风热、解毒消肿；连翘长于清热解毒、消痈散结，并能疏散风热。两药合用，疏散风热、清热解毒、消痈散结之力增强。常用治风热感冒或温病初起，以及咽喉肿痛、口舌生疮、痈

保健功效

宣肺透疹

牛蒡子归肺经，故其宣肺透疹之功甚强，可用于小儿麻疹、邪热郁肺、疹出不畅、胸闷心烦、口干发热等症，此时可配蝉蜕、竹叶、西河柳、葛根等药物。若是风疹瘙痒、疹红灼热等，则可加浮萍、薄荷、生地、苦参、蝉蜕等同用，以疏风清热、凉血止痒。

发散风热、清利咽喉

牛蒡子具有宣肺利痰、利咽透疹等功用，可用于风温初起、身热微恶风寒、咳嗽咽痛者，常与银花、连翘、薄荷同用。如果是烂喉痧、火毒熏蒸、咽喉肿痛、憎寒发热，则可将其与桔梗、僵蚕、橄榄、生甘草等伍用。若遇小儿伤风发热、烦躁鼻塞、气喘痰嗽惊啼等，则可用牛蒡子与荆芥、薄荷、大黄等同用。

其他

牛蒡子还有一定的润肠通便作用，对于上述诸症而兼有大便干结不通者更为适用。肺痨阴虚、痰火内盛、咯痰不爽、痰中带血等时，则常与马兜铃、杏仁、阿胶等同用。

肿疮疡。

牛蒡子配柽柳：牛蒡子能疏散表邪而解毒透疹，柽柳能发表透疹。二药相须，增强解表透疹之功，常用治麻疹透发不畅及瘾疹瘙痒者。

牛蒡子配白芷：牛蒡子清热解毒消肿，白芷活血消肿排脓。伍用之后，解毒消肿排脓之功更优。常用治疮痈肿痛或脓成不溃，并常与金银花、连翘等同用，以增强其排脓解毒之功。

独活——散风除湿，通行气血

独活辛散温通，气味雄烈，有宣通百脉、调和经络、通行气血、散风除湿之功效，善治诸风百节痛，为治疗痹痛之常用药物。主归肝肾经，性善下行，可祛风湿、止痛、解表，故用治在下在里之伏风，腰以下酸重疼痛尤为适宜。一般来讲，凡风寒湿邪闭阻肌肉关节所致痹证疼痛等症均可应用独活。又因独活入肾经，能有效散风除湿止痛，故常与补肝肾祛风湿的药物同用，以标本兼治。

临床中，独活常用于治疗风寒湿邪所致之痹证，见腰膝酸软，肌肉、筋骨疼痛，关节屈伸不利者；外感风寒挟湿所致的头痛头重，一身尽痛；少阴头痛者，以及风湿、类风湿关节炎、肩周炎、腰椎间盘脱出症、坐骨神经痛、颈椎病、肥大性脊柱炎属于风寒湿邪痹阻型等病症。

历代医书对独活多有记载，《本经》说它"主风寒所击，金疮止痛，奔豚，痫痉，女子疝瘕"，《药性论》载其可"治中诸风湿冷，奔喘逆气，皮肌苦痒，手足挛痛，劳损，主风毒齿痛"，其他如《医学启源》《滇南本草》等也对其有所记载。

【本草档案】

别名：香独活、肉独活、川独活、资丘独活。

性味归经：味辛、苦，微温。归肾、膀胱经。

适用体质：气血虚而遍身痛及者禁用。

用法用量：煎服，每次 3 ~ 9 克。外用适量。

服用禁忌：内服时药量不宜过大，阴虚血燥者慎服。

保健功效

祛风寒湿

独活辛散苦燥，气香温通，功善祛风湿，止痹痛，为治风湿痹痛主药，凡风寒湿邪所致之痹证，无论新久，均可应用。具体可用于治疗风寒湿痹、关节肌肉酸痛等，尤善治疗腰腿痛，多与杜仲、桑寄生、川芎等配伍，更能增强药效，治感受风寒湿邪的风寒湿痹，肌肉、腰背、手足疼痛，常与当归、白术、牛膝等同用。

通行气血

独活除祛风寒湿之外，尚有通行气血之功用，可用于治疗外感风寒挟湿之表证，多与羌活、荆芥、防风等同用。治外感风寒挟湿所致的头痛头重、一身尽痛，多配羌活、藁本、防风等。

其他

独活亦可用于少阴头痛、皮肤湿痒。另据现代研究表明，独活具有镇痛、镇静、催眠、降压、抑制心肌收缩、抗炎的作用。

【配伍应用】

独活配麻黄：独活可祛风胜湿止痛；麻黄能解表发汗。二者相须为用，有祛风解表、除湿止痛之功效，对外感风寒、表实无汗、身痛等效果甚佳。

独活配防风：独活辛香走窜，有除伏风、胜湿气、通经络、止疼痛之功；防风可升发疏散，善开腠理，具有通血脉、祛风湿之效。独活长于胜湿，防风长于祛风。两药相合，功效益著，对风湿外感所致的头痛、腰痛、关节痛等效果佳。

独活配羌活：羌活行上焦而理上，善于祛风寒，有直上巅顶，横行肢臂之功；独活则行下焦而理下，长于祛风湿，具通行气血，疏导腰膝，下行腿足之能。二药配伍，一上一下，直通足太阳膀胱经，疏风散寒、活络止痛之功增强，是治疗风湿痹痛、外感风寒等的有效药。

独活配细辛：独活祛肾经伏风而除湿，可有效通络止痛走气分；细辛散肾经风寒而使之外达。两药配伍合用，有很强的散寒、祛湿邪、通痹止痛功效，是治疗风寒外邪伏于少阴之头痛，痛连齿颊，遇风更甚，顽而不愈；风寒湿痹腰痛、脊强而冷、下肢痹痛等的有效药。

威灵仙——祛风湿，通络止痛，消骨鲠

威灵仙辛散温通性猛，善走不守，为风药之宣导善行者，其主入膀胱经，能通行十二经脉，可祛风湿、通络止痛、消骨鲠。故可驱除在表之风，又能化在里之湿，通达经络，可导可宣，为治疗风寒湿邪留滞经络、关节不利之风湿痹痛的要药。故凡风湿痹证、肢体关节麻木疼痛者，不分上下，均可用本品治疗。又取其温通走窜、通络止痛之性，可治疗跌打损伤、外伤肿痛等。

具体说来，风湿痹证、骨鲠咽喉、头痛、牙痛、胃脘痛、跌打伤痛，及痰饮、噎膈、妇女癥瘕积块、乳房肿块等均可用威灵仙入药治疗。

另外，风湿、类风湿性关节炎、坐骨神经痛、肩周炎、腰椎间盘脱出症属风寒湿邪留滞经络，软组织损伤属瘀血阻络者，诸鱼骨鲠、子宫肌瘤、乳腺增生、乳腺癌属痰湿停滞、气滞血瘀者也可以用威灵仙进行治疗。

【本草档案】

别名：铁脚威灵仙、百条根、老虎须、铁扫帚。

性味归经：味辛、咸，温。归膀胱经。

适用体质：威灵仙辛散走窜，气血虚弱者慎服。

用法用量：煎服，每次6～9克。外用适量。

服用禁忌：用于风湿所致的肢体疼痛及脚气疼痛等症，常与羌活、独活、牛膝、秦艽等配伍同用。用于诸骨鲠喉，可单用威灵仙15克，水煎，或加米醋煎汁，分数次含口中，缓缓吞咽。

【配伍应用】

威灵仙配羌活： 羌活和威灵仙都有祛风除湿止痛之功，不同在于威灵仙性急善走，通达经络之力较强；而羌活则表散风湿力强。两药配伍合用，可有效除风湿、通经络、止痛，对于治疗痹证、关节疼痛等，尤其上半身痹痛者疗效甚佳。

威灵仙配桑寄生： 威灵仙能走十二经，被列为祛风药中善走者之一，可有效祛风湿、通经络；桑寄生则有很强的补肝肾、强筋骨、养血润筋作用。二者相须为用，一散一补，养血祛风湿，互相作用，可使威灵仙走中有守，不致过于走窜，对体虚风湿痹痛者效果甚佳。

威灵仙配臭梧桐： 威灵仙性善走窜。可有效祛风除湿、通络止痛；臭梧桐则可祛风湿、通经络，同时又能活血。二药配伍之后，适用于风湿痹痛、关节不利者。

威灵仙配防己： 威灵仙善通经络而又能止痛，防己可清热通痹，尤能祛湿。风寒湿痹者湿不除则痹难通，故两药合用时，祛风湿通经络之力刻增强，对风湿痹痛、关节不利，以及下肢水肿疼痛等效果甚佳。

保健功效

清痰涎、除骨鲠

威灵仙除了可以祛风除湿之外，还可以清痰涎等。

祛风除湿、通络止痛

威灵仙味辛咸温，有一定的祛风除湿、通络止痛之功用，可用于治疗风湿痹痛，对游走性痹痛效果尤佳，可单味制蜜丸或研末服用。

其他

威灵仙还可用于冲任不调、经行小腹疼痛、经少或经闭等。

川乌——开通关腠，驱逐寒湿

川乌辛热之性甚强，归心、肝、肾、脾经，善除寒湿，直入经络，疏通痼阴冱寒，破诸积冷毒、心下坚痞之力甚强；能温养脏腑、散寒止痛，其中温里止痛之功远胜他药，凡心腹冷痛、寒疝腹痛、胸痹心痛、感寒腹痛等均可用之，且效果不俗。

【本草档案】

别名：乌头、五毒根。

性味归经：味辛、苦，热，有大毒。归心、肝、肾、脾经。

适用体质：孕妇忌用。

用法用量：煎服，每次 1.5 ~ 3 克；宜先煎、久煎。外用时应适量。

服用禁忌：不宜与贝母、半夏、白及、白蔹、天花粉、瓜蒌等药同用；内服时一般应炮制用，生品内服时宜慎；酒浸、酒煎服时易致中毒，应慎用。

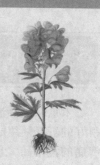

【配伍应用】

制川乌配麻黄：乌头善疏通痼阴冱寒，可有效祛风寒湿、止痹痛；麻黄则能发散风寒、通调血脉。两药配伍合用，可有效辛散宣通，彻里彻外，彻外为主，相得益彰，对寒湿痹痛，疼痛剧烈，遇寒更甚，局部不温者效果甚佳。

保健功效

散寒止痛

川乌有散寒止痛之能，可用于心腹冷痛、阴寒内盛、心阳痹阻、心背彻痛等。

祛风除湿

川乌味辛苦，有一定的祛风除湿功效，可用于治疗风寒湿痹、肢节疼痛不能屈伸等症。

制川乌配羌活：羌活气味雄烈，有散肌腠风寒湿邪之能，合川乌则能疏涸阴、破涸寒，疏利迅速，开通甚捷，有祛表里寒湿而能蠲痹止痛之功。两药合伍，适用于小儿风湿热、类风湿性关节炎证属热痹，发热壮盛，烦闷口渴，但舌苔白润，未转黄燥，脉浮未去者。

制川乌配当归：川乌药性刚燥而烈；当归药性较柔润。二者合伍，可养血活血与逐风寒湿邪并用，互为补充，相得益彰，温而不燥，养而能通，对风寒湿痹、风寒头痛日久不愈者效果甚佳。

制川乌配白附子：白附子能祛风痰，可温通经络；川乌则可以散寒湿、温经止痛，兼祛风痰。两药配伍合用，有散寒除湿、通络止痛的功效，对于慢性关节肿胀不仁、疼痛、屈伸不利等症效果甚佳。

木瓜——舒筋活络，和胃化湿

木瓜味酸性温，敛中有散，酸能走筋舒挛急，敛能固脱止吐泻，故有很好的舒筋活络、和胃化湿功效。此外，木瓜尚能除痹止痛，是治疗风湿痹痛的常用药，且尤以湿痹、腰脚疼痛重着、筋脉拘挛、不能转动者更为适宜。木瓜酸温气香，以香温为用，化湿为功，入足太阴脾经，功在降逆，能理脾和胃、除湿浊、化饮食、止吐泻而敛气阴，故霍乱吐泻、泻痢腹痛等均可选用。其他如风湿痹证、脚气水肿、吐泻转筋、消化不良、津伤口渴等也可使用本品进行治疗。

医书中关于木瓜的记载很多，其中，《本草纲目》中就较为详细地介绍了木瓜的情况："木瓜可种可接，可以枝压。其叶光而浓，其实如小瓜而有鼻，津润味不木者，为木瓜；圆小于木瓜，味木而酢涩者，为木桃；似木瓜而无鼻，大于木桃，味涩者，为木李，亦曰木梨，即楂及和圆子也。"

【本草档案】

　　别名：楙、木瓜实、铁脚梨、秋木瓜、酸木瓜。

　　性味归经：味酸，温。归肝、脾经。

　　适用体质：精血亏虚、真阴不足引起的腰膝无力者不宜使用。

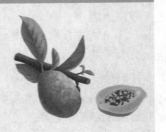

　　用法用量：煎服，6～9克。

　　服用禁忌：内有郁热，小便短赤者忌服。

保健功效

舒筋

　　木瓜性酸温，有一定的除痹止痛之功，可用于治疗暑湿霍乱、吐泻太过而致的足腓转筋挛急等，此时可用木瓜配蚕矢、苡仁、黄连等同用，以增强效果。若是用于治疗寒湿腹痛吐泻，则可用本品与紫苏、生姜、吴茱萸等配伍，可使效果更显著。

活络化湿

　　木瓜酸温，敛中有散，其活血通络之功用甚强，临床中可用于治疗风湿痹痛、肢体疼痛、筋脉拘挛等，治疗此类病症时，多用木瓜配伍威灵仙、五加皮、牛膝等药物。如果是偏风者，则可配羌活、独活、防风等同用；偏寒者可配桂枝、附子等；偏湿者则多配苍术、白术；痹证日久肾虚筋骨痿软者，则可配虎骨浸酒服。要是脚气风湿流注、足胫肿重无力、麻木冷痛，或挛急、胸闷、泛恶等，则可使用木瓜与槟榔、吴茱萸、苏叶等配用以增强药效，如"鸡鸣散"。

【配伍应用】

　　木瓜配槟榔：木瓜味酸温，有较强的和胃化湿、舒筋活络功用，槟榔能降气化湿利水。两药相配而用，则通络化湿、消肿之功用增强，是寒湿下注、脚气水肿等症的对症药物。

　　木瓜配青黛：木瓜味酸入肝经，有一定的平肝、降气、消痰功效；青黛则可清热解毒、泻肝清肺。两药相配而用，可使肝火得清而不犯肺，肝气得敛有助肺之肃降，共奏清肝敛肝、肃肺止咳之功，用来治疗肝热犯肺引起的久咳不止、咳嗽痰黄者等颇为有效。

　　木瓜配秦艽：木瓜柔肝舒筋、活络止痛；秦艽散风除湿、通络止痛之功甚强，是风药之润剂。两药相配之时，可祛风湿而不温燥，通经络而不猛峻，是治疗风湿痹痛、筋脉挛急等的有效药，对小关节及下颌关节疼痛拘紧者尤为适宜。

　　木瓜配五加皮：木瓜可舒筋而通痹除湿，五加皮则能强筋骨、起痿废，兼除风湿。二药合用之后，可使除风湿、舒筋通络之功增强，对于痹证湿邪偏重者颇为有效，而有尤以腰膝、下肢痛楚为重者尤为适宜。

牛膝——活血痛经，补肝肾

牛膝性善下行，常做腰以下疾病引经药，如治疗肝肾不足、腰膝冷痛、筋骨痿软等。名字的由来有两种解释，其一根据它的外形，因其茎有节，好似牛膝，所以得名。其二根据它的滋补功效，人食后力壮如牛。此外，牛膝的叶子像苋，其节对生，又有山苋、对节的称谓。

牛膝有多种，入药的有川牛膝、怀牛膝、土牛膝之分。三者品种各异，药性也有所不同：川牛膝偏于逐瘀血，怀牛膝偏于补肝，土牛膝则偏于解毒。

【本草档案】

别名：牛茎、百倍、山苋菜、对节菜。

性味归经：味苦、酸，性平，归肝、肾经。

适用体质：血虚体质。

用法用量：煎服，6～15克，活血通经、利水通淋，引火下行宜生用；补肝肾强筋骨宜酒炙用。

服用禁忌：孕妇及月经过多者忌用。

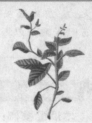

保健功效

活血通经

牛膝善下行，长于活血通经，活血祛瘀力较强，具有疏利降泄之特点，尤多用于妇科经产诸疾以及跌打伤痛。

补肝肾强筋骨

牛膝既能活血祛瘀，又能补益肝肾、强筋健骨，兼能祛除风湿，故既可用于肝肾亏虚之腰痛、腰膝酸软。

利水通淋

牛膝善下行，既能利水通淋，又能活血祛瘀。

引血下行

牛膝味苦善泄降，能引血下行，导热下泄，善降上炎之火。

【配伍应用】

牛膝配车前子：牛膝能利水通淋，活血祛瘀，车前子能清热利尿、渗湿通淋。两药配伍，增强清热利湿、利尿通淋之功，适用于水肿、小便不利、热淋、血淋、石淋等各种淋证。

牛膝配木瓜：牛膝有通经止痛之功，木瓜有舒筋活络、化湿和中之效。两药合用，既能活血、通利血脉，又能温通肌肉之湿滞，适用于湿痹之下肢拘挛、筋骨疼痛，及霍乱转筋。

牛膝配生地黄：牛膝能补益肝肾，善下行；生地黄能清热凉血、养阴生津。两药伍用，牛膝可引生地黄直达病所，而发挥滋阴补肾、清热凉血、生津的作用，适用于肾虚阴亏、虚火上炎所致诸证。

牛膝配威灵仙：牛膝利关节，威灵仙性辛温通利，善于祛风除湿、通络止痛。两药配伍，活血通络则使寒湿之邪难以留滞，散寒祛湿有利气血之运行，故祛风胜湿、活血通络止痛作用加强，本方适用于寒湿阻滞经络之关节疼痛，尤以下半身之痹痛为宜。

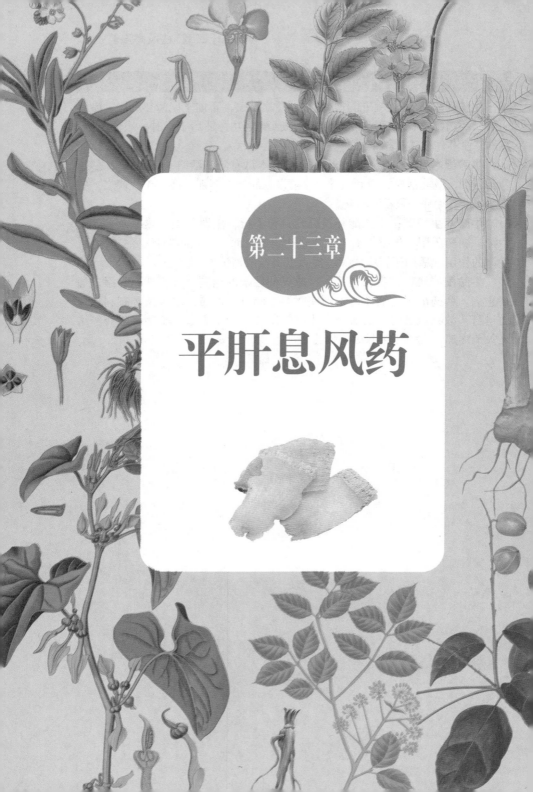

第二十三章

平肝息风药

石决明——平肝潜阳，清肝明目

中医认为，石决明咸寒清热，质重潜阳，主入肝经，能清泄肝热、镇潜肝阳、清利头目，有平肝潜阳、清肝明目、收敛止血、制酸止痛之功，为凉肝镇肝之要药。临床中，生石决明主要用于肝阳上亢、头晕目眩、目赤翳障、视物昏花、惊痫抽搐、骨蒸劳热、淋证；煅石决明用于疮疡久溃不敛、胃酸过多的胃脘疼痛、外伤出血等。

石决明咸寒，入肝经，故既可清肝，又能镇肝、平肝，因此可用于肝阴不足、虚阳上越，或肝阳独亢之惊痫抽搐等症。

石决明咸寒入肝经，咸能软坚除翳障，寒能清热而育肝阴，因此可作为清肝明目之专品。对目赤肿痛、翳膜遮睛、视物昏花等有特效，为眼科要药。

关于石决明的药用价值，我国古代医典中早有记载。《唐本草》中写道："石决明是鳆鱼甲也，附石生，状如蛤，惟一片无对，七孔者良。今俗用者紫贝，全别，非此类也。"意思是石决明的原型是鳆鱼的外壳，外形与蛤相类似，表面有七孔的最佳。

【本草档案】

别名：真珠母、鳆鱼甲、九孔螺、千里光、真海决、海决明、关海决、鲍鱼壳、九孔石决明。

性味归经：味咸，寒，归肝经。

适用体质：体虚寒者忌用。

用法用量：煎服，每次3～15克，打碎先煎。或入丸、散剂。平肝清肝宜生用，收敛止血、制酸止痛宜煅用，外用点眼宜煅用，水飞。

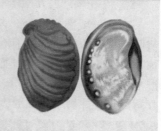

服用禁忌：石决明性咸寒，易伤脾胃，故凡脾胃虚寒、食少便溏者应慎用本品。

【配伍应用】

石决明配桑枝：石决明质重，有平抑肝阳、凉肝泄热之功，善于治疗肝经风热等；桑枝祛风通络，对四肢麻木效果甚佳。二者相须为用，平肝息风效果增强，是治疗肝风入络之四肢麻木、抽搐及头晕头胀等症的对症药。

保健功效

清肝明目

石决明除平肝潜阳功效外，还可以清肝明目，可用于治疗肝火上炎、目赤肿痛等。

平肝潜阳

石决明归肝经，有一定的平肝潜阳功效，可用于治疗眩晕耳鸣、头痛头胀等，又因本品兼有滋养肝阴作用，故阴虚阳亢者尤为适宜。

石决明配菊花：石决明味咸性寒，介类质重，有平肝潜阳、清肝明目之效；菊花则味苦性寒，质轻清香，能清泄肝热兼养益肝阴。两药配合后，清肝明目效果更强，对于肝火目赤疼痛、双目红肿、羞明流泪、目眵增多、视物昏花等症效果甚佳。

石决明配女贞子：石决明咸寒质重，药效偏于平肝益肝泄热；女贞子味苦甘性凉，药效长于滋补肝肾之阴。两药配伍合用，益肝之力增强，对于治疗肝肾阴虚发热、眩晕、头痛耳鸣、腰膝酸软、目暗不明等效果甚佳。

珍珠母——益肝阴，平肝潜阳，清肝泄火

珍珠母咸寒入肝经，与石决明作用相类似，具有益肝阴、平肝潜阳、清肝泄火的作用，常用于治疗肝阳上亢、头晕目眩，目赤肿痛、视物昏花，惊悸失眠、心神不宁、吐血、衄血，癫痫，惊风抽搐等；外用时则多用于湿疮瘙痒、疮疡久不收口、口疮等症。另外，珍珠母煅后研末吞服，可治疗胃酸过多、胃脘疼痛等。

【本草档案】

别名：真珠母、明珠母。

性味归经：味咸，寒。归肝、心经。

适用体质：孕妇应慎用本品。

用法用量：煎服，每次 10 ~ 30 克，宜打碎先煎。

或入丸、散剂，每次 1 ~ 3 克。外用适量，研末外敷或水飞极细粉点眼。

服用禁忌：珍珠母咸寒，属于沉降之品，故脾胃虚寒、气虚下陷者应慎用本品。

保健功效

清肝明目

　　珍珠母具有一定的情感明目作用，可用于肝虚目昏、夜盲等。

收湿止酸

　　珍珠母有收湿止酸的作用，可用于湿疹瘙痒及乳头湿疮、脓水淋漓、痛痒不休等。肝胃不和、脘痛嘈杂、泛吐酸水及胃酸过多，可用本品研末吞服，效果甚佳。

平肝镇心

　　珍珠母归肝心经，有一定的平肝镇心功效，可用于肝肾阴虚、肝阳上亢之眩晕、头痛、耳鸣等证。

【配伍应用】

　　珍珠母配生地黄：珍珠母益肝阴，有平抑肝阳、清肝泄火之功；生地黄质润，甘寒养阴，苦以泄热，可起到滋阴降火、凉血止血的作用，且效果甚佳。二者相合为用之后，一滋补肝肾之阴，一平潜上亢肝阳，可用于治疗肾阴不足，肝阳上亢之头痛、眩晕、耳鸣等；且二者均能凉血止血，治疗血热妄行、吐衄崩中效果亦佳。

　　珍珠母配酸枣仁：酸枣仁甘酸性平，善补肝胆兼可宁心，列为安神佳品。珍珠母与酸枣仁配伍应用，一养心安神，一镇心定惊，治疗虚烦不眠、惊悸多梦效果甚佳。

　　珍珠母配胆南星：胆南星苦凉，可有效清热化痰、息风定惊。两药相伍，清热化痰、镇心定惊效果更强，适用于癫痫惊狂、惊悸怔忡等症。

　　珍珠母配菊花：菊花苦甘微寒，甘寒养阴，苦寒泄热，故菊花善于祛风热，可平肝明目。菊花与珍珠母配伍时，治疗肝阳上亢之头痛眩晕、目赤肿痛效果甚佳。

牡蛎——镇惊安神，平肝潜阳

　　牡蛎质重性寒，入肝、肾经，可敛魂魄，有镇惊安神、平肝潜阳、收敛固涩、软坚散结等功效。可用于治疗心神不安、惊悸失眠；肝阳上亢、头目眩晕；自汗、盗汗、遗精、滑精、遗尿、尿频、崩漏、带下等滑脱诸证；痰核、瘿瘤、瘰疬、癥瘕积聚；胃痛泛酸；百合病；外伤出血；疮痈肿毒、疮疡湿疹等症。

【本草档案】

别名：左牡蛎、海蛎子壳、左壳。

性味归经：味咸、涩，微寒。归肝、胆、肾经。

适用体质：脾胃虚寒者及孕妇应慎用本品。

用法用量：煎服，每次 10 ~ 30 克，宜打碎先煎。

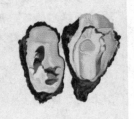

入丸、散剂，每次 1 ~ 3 克。外用时适量，研末干撒或调敷于患处。另外，收敛固涩、制酸止痛宜煅用。

服用禁忌：本品多服久服易致纳呆、腹胀、便秘，个别病人服用牡蛎煎液还可导致吐泻。

保健功效

收敛固涩

牡蛎煅用收敛固涩，可用于虚汗、遗精、带下、崩漏等，自汗、盗汗等。

益阴潜阳

牡蛎归肝经，有一定的益阴潜阳之功用，可用之治疗痰火郁结之凉病、痰核等。

重镇安神

牡蛎有一定的安神作用，可用于肝阳上亢、面赤烘热、心烦易怒。

【配伍应用】

牡蛎配龙骨：牡蛎敛阴潜阳，有涩精、止汗、止带、化痰、软坚之功；龙骨则平肝潜阳，具镇静安神、固精敛汗涩肠、止血生肌敛疮之效。二者相须为用，龙骨益阴之中，克潜上越之浮阳，牡蛎益阴之中，能摄纳下陷之沉阳，二者相互促进，互为补充，可增强益阴潜阳，镇静安神，软坚散结，收涩之力。本方对肝阳上亢之头晕头痛，以及遗精滑泄、自汗盗汗等效果佳。

牡蛎配黄芪：牡蛎重镇安神，可平肝潜阳、收敛固涩、制酸止痛，又因其质重咸涩，故尤善益阴潜阳、收敛止汗；黄芪补气升阳，能固表止汗、利水消肿、甘温补中，在升阳补气、实腠理而止汗方面效果佳。两药配伍，则益气敛阴、固表止汗之力增强，用于自汗、盗汗证等效果佳。

牡蛎配天花粉：牡蛎软坚散结，可清虚热，引热下行；天花粉开郁结，能降痰火、润肺胃而生津液。二药相合，则可增强清热生津、降痰火、散坚结之功效，适用于痰火郁结之瘿瘤、瘰疬痰核等。

牡蛎配鳖甲：牡蛎与鳖甲合用，可使滋阴潜阳之力增强，尤适用于阴虚阳亢之头目眩晕、烦躁、心悸失眠，以及热病伤阴、肝风内动之痉挛抽搐等症。

牛黄——息风止痉，化痰开窍，清热解毒

牛黄主要用于烦躁、神昏谵语、痉挛抽搐、角弓反张；小儿急惊风之高热、神昏、惊厥抽搐；痰蒙清窍之癫痫；热毒炽盛之口舌生疮、咽喉肿痛、溃烂、痈疽疮毒、乳岩、瘰疬、痰核、流注等；肝经郁热，肝火上炎之眩晕头痛；痰热内蕴之咳喘等。

关于牛黄的药用价值，医书中有很多记载，《本草纲目》对其的描述是"痘疮紫色，发狂谵语者可用"，言其可以用来治疗痘疮、发狂谵语等症。

【本草档案】

别名：丑宝、天然牛黄、犀黄。

性味归经：味苦，凉。归肝、心经。

适用体质：非实热证不宜，孕妇慎用。

用法用量：多入丸、散剂，每次 0.2～0.5 克。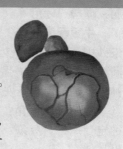
外用适量，研末敷患处。

服用禁忌：注意用量，使用过量人工牛黄可致腹泻，甚则血压下降或心律不齐等，部分病人服用含有人工牛黄制剂后会出现过敏反应。

保健功效

清热解毒

　　牛黄苦、凉，具一定的解毒功效，对咽喉肿痛、口舌生疮、痈疽疔毒等热毒证均有一定的效果，其中咽喉肿烂、口舌生疮等，可配珍珠为散之后吹患处，效果甚佳。

息风定惊

　　牛黄可有效息风定惊，对中风、惊风、癫痫等痰热证等均有一定的效果。可与羚羊角、竹沥、天麻等配伍。若是中风口眼斜、语言謇涩、手足不遂、筋脉拘挛等，则可配羚羊角、天麻、僵蚕、独活、菊花、全蝎等药物，以增强功效。

清热开窍

　　牛黄苦、凉，故有清热开窍之功效，对温热病壮热、神昏、痉挛抽搐等症皆有一定的疗效，常与朱砂、水牛角、钩藤等配伍，以增强清热开窍之功效。

【配伍应用】

　　牛黄配珍珠：牛黄苦甘，性寒，有很强的清热解毒效果，具有一定的清心定惊、豁痰开窍作用；珍珠甘咸性寒，镇心定惊，能够清热解毒坠痰。两药相遇，能够加强清热解毒、息风定惊、豁痰开窍的功效。内服时适用于热毒风痰，蒙蔽清窍之高热神昏、惊悸抽搐等；外用时可以治疗热毒疮痈、喉痹、牙疳等。

　　牛黄配朱砂：牛黄味苦性凉，既能解心经之邪热，又可息肝木之动风；朱砂则入心，能清少阴君火，使火不妄炎，从而起到安定神明的作用。两药配伍合用，可增强清心镇惊之功效，尤其适用于温邪内陷，热入心包之神昏谵语、烦躁不安，中风痰热闭窍，或小儿热盛惊风等疾患。

　　牛黄配水牛角：牛黄清热息风，可化痰开窍；水牛角清热凉血，能安神定惊。二者相须，可清热定惊、凉血醒神，对神昏谵语、高热不退等效果甚佳。

　　牛黄配乳香、没药：牛黄能清热解毒，乳香、没药可活血止痛并消肿生肌。三药配用，既可清热解毒，又能活血散结，对瘰疬、乳岩、痈毒等效果甚佳。

天麻——息风止痉，平抑肝阳，祛风通络

天麻具有息风止痉、平抑肝阳、祛风通络等作用，可以用于治疗肝风内动、惊痫抽搐、急慢惊风、中风、破伤风、癫痫；肝阳上亢或风痰上扰之眩晕、头痛；肢体麻木、手足不遂、风湿痹痛等症。在中医理论中，天麻味甘质润，主入肝经，且作用平和，可治疗各种原因所致的肝风内动、惊痫抽搐，而且，无论寒热虚实，皆可配伍应用，因而天麻又有"定风草"之名。天麻入药历史很久，医书中对其记载也颇多。

【本草档案】

别名：赤箭、离母、鬼督邮、神草、独摇芝、赤箭脂、定风草、合离草、独摇、自动草、水洋芋。

性味归经：味甘，平，归肝经。

适用体质：气血虚甚者慎服。

用法用量：煎服，每次3～9克。研末冲服，每次1～1.5克。

服用禁忌：天麻性偏燥，凡阴血虚损而虚风内动者不宜单独使用，此类患者用天麻时应与补阴养血药配伍应用。

保健功效

平肝潜阳

天麻有一定的平抑肝阳功效，其平肝潜阳功能甚佳，可用于治肝阳上亢、头痛眩晕等症。

祛风通络

天麻归肝经，祛风通络之功甚强，为治肝风内动、痉挛抽搐的常用药。

镇静安神

天麻可用于神经衰弱、血管神经性头痛、三叉神经痛等，有镇静安神之效，对改善失眠也有较好的疗效，亦可用于癫痫、突发性耳聋、中心性视网膜炎等病。

息风止痉

天麻还有一定的息风止痉之功，可治中风后遗症、肢体麻木、半身不遂及风湿痹痛等症。

【配伍应用】

天麻配川芎：天麻性平味甘，入肝经，可息风定惊，对治疗眩昏眼黑、头风头痛、肢体麻木、半身不遂等有显著效果；川芎辛温，入肝胆经，具有行气开郁、祛风燥湿、活血止痛之功用。两药均入肝经，一为息肝风之良药，一为行气开郁、补益肝血之佳品，二者合用，治疗眩晕、头痛效果更佳。

天麻配防风：天麻可息风定惊，对治疗肢体麻木、头痛、风痹、半身不遂等有奇效；防风辛温，入膀胱、肺、脾经，可发表祛风、胜湿止痛，为治风通用之良品。两药配伍应用，一偏息风定惊，使风邪自内而消；一辛温发表，鼓动风邪自卫表发出，两者相承，共奏祛风除湿、通络止痛之效，对治疗肢体麻木、风湿痹痛有显著效果。

天麻配半夏：天麻平肝息风，可有效治疗肝风内动所致头痛、眩晕等；半夏辛温，燥湿化痰、降逆止呕。二药相配，共奏降逆化痰、息风止痉之效，可有效治疗痰饮上逆之眩晕头痛等。

天麻配全蝎、僵蚕：全蝎入肝经，可祛风通络止痛；僵蚕入肝经，亦可祛风止痛；二药与天麻配伍可平肝、息风、止痛。同时，三药功效相似，伍用之后，又能具有抗惊厥、祛风通络、止痛的作用，因而善于治疗惊风、抽搐等。

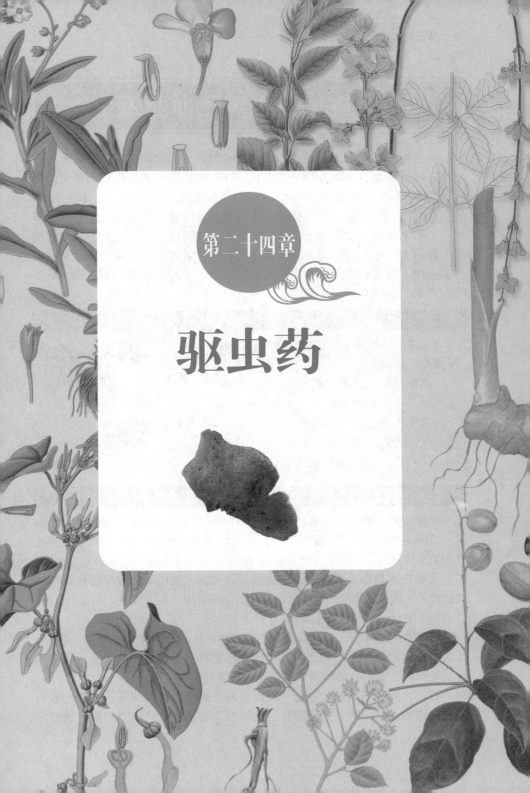

第二十四章

驱虫药

石榴皮——止泻止血驱蛔虫

石榴皮有涩肠止泻、止血、驱虫的功效，中医常将石榴皮用来治疗痢疾、肠风下血、崩漏、带下、害虫等。石榴皮是一种应用时间很长的药材，《本草图经》中就曾记载："安石榴，旧不注所出州土，或云本生西域。陆机与弟云书云，张骞为汉使外国十八年，得涂林安石榴是也。今处处有之。木不甚高大，枝柯附干，自地便生作丛，种极易息，折其条盘土中便生。花有黄、赤二色，实亦有甘、酢二种，甘者可食，酢者入药。又有一种山石榴，形颇相类而绝小，不作房，生青、齐间，甚多，不入药，但蜜渍以当果，或寄京下，甚美。"

【本草档案】

别名：石榴壳、安石榴、酸实壳、酸石榴皮、酸榴皮、西榴皮。

性味归经：味酸、涩，温，归大肠经。

适用体质：酸涩收敛，故泻痢初起忌用。

用法用量：煎服，每次 3 ~ 10 克。入汤剂生用，入丸、散剂多炒用，止血多炒炭用。

服用禁忌：切忌过量。

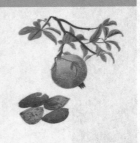

【配伍应用】

石榴皮配槟榔：石榴皮酸涩而温，有安蛔杀虫止痛之效；槟榔味苦辛而温，可以杀虫消积。两药配伍应用，可使增强杀虫止痛作用，同时，槟榔还有助于虫体排出，更增除虫效果。两药配伍，适用于蛲虫病等肠道寄生虫病。

石榴皮配黄连、黄柏：石榴皮酸涩收敛，入大肠经，有涩肠止泻痢之效；黄连、黄柏苦寒清热燥湿之效甚佳。三药合用，可以清热、燥湿、止泻，适用于久痢而湿热邪气未尽者。

石榴皮配使君子、槟榔：石榴皮酸涩而温，善安蛔杀虫止痛；槟榔、使君子可以有效杀虫消积，同时，槟榔还能行气止痛。三药伍合，可起到行气消积、杀虫止痛的效果，适用于虫积腹痛。

石榴皮配赤石脂、肉豆蔻：石榴皮入大肠经，可以涩肠止泻痢；赤石脂甘温调中，酸涩质重，涩肠止泻的同时，兼能止血；肉豆蔻则辛香温燥

保健功效

杀虫止痒

　　石榴皮有一定的杀虫作用，是杀虫类的常用药，可用于蛔虫、绦虫所致的虫积腹痛，常与槟榔配伍煎服，也可以研末服。若是牛皮癣、稻田性皮炎、湿疮浸淫痒痛等，可用石榴皮煎汤洗，亦可研末加明矾或五倍子搓。

涩肠止泻

　　石榴皮归大肠经，故有一定的涩肠止泻功效，用于久泻久痢等症，可单味煎汤服，也可以焙干研末服用。治热痢发热、下痢赤白无度等症时，可与黄柏、黄连、升麻、当归等清热解毒药同用，以增强清热止泻之功。若是泄泻日久、气虚困倦、食少懒言等，则可与人参、白术、茯苓等益气健脾药配伍同用，效果甚佳。如果是下痢日久不愈，反复发作，湿热未尽等，则可与黄柏、阿胶、干姜等配伍同用。其他如肠滑脱肛，则可与五倍子、白矾煎水洗，或研末敷。

止血止带

　　除以上外，石榴皮还有止血止带之作用，可用于便血，研末服即可。外伤出血时研末敷。白带频多则可以与海螵蛸、椿根皮等同煎服。

而涩，温能散寒，涩可固肠，芳香亦能醒脾。三药同用，可以温中行气、涩肠止泻，适用于久泻、久痢、脱肛诸证。

榧子——杀虫，消积，润燥

　　榧子为红豆杉科常绿乔木植物榧树的成熟种子，在我国，主要分布在南方，其中以安徽、福建、江苏、浙江、湖南、湖北等地产量较多。多于秋季种子成熟时采收，采收后，除去肉质假种皮，然后洗净，晒干，去外壳取仁生用或炒香用。用时均需捣碎。在古代医学典籍中，关于榧子的记述也不少，其中《本经》中称榧子"主腹中邪气，去三虫，蛇螫"，强调了其杀虫驱虫的功用。关于这点，《日用本草》中也有过记载，言其可"杀腹间大小虫，小儿黄瘦，腹中有虫积者食之即愈。又带壳细嚼食下，消痰"。

【本草档案】

别名：彼子、榧实、柀子、玉山果、赤果、玉榧、香榧、野杉子。

性味归经：味甘，性平，归肺、胃、大肠经。

适用体质：孕妇慎用。

用法用量：煎服，15～30克，大剂量可用至60克；炒香嚼服，每次用15克。

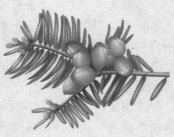

服用禁忌：食之"过多则滑肠"（《本草衍义》），大便溏薄者不宜。"多食助火，热咳非宜"（《随息居饮食谱》），故肺热痰咳不宜用。

【配伍应用】

榧子配使君子： 榧子可杀虫而不伤胃，使君子也是杀虫要药。两种药物混合使用，可以使杀虫效果更好，让药效得以增强，是治疗十二指肠虫、蛔虫、蛲虫等的有效方，也是此类病症的常见方。

榧子配玄参： 榧子是驱虫要药，兼能润肺燥，因此可用于治疗肺燥咳嗽无痰或者少痰等，一般轻度患者单用榧子就可治愈，对于症状较重者，就需要配伍玄参使用。玄参是养阴、润肺、止咳的有效药，将之与榧子配伍合用之后，可增强养阴润肺功效，因此对肺燥之症的稍重度者可起到更好的效果。

榧子配火麻仁： 榧子不仅可润肺，兼能润肠，可以用来治疗肠燥便秘。

保健功效

杀虫消积

榧子的杀虫作用很强，可用于虫积腹痛等症，同时对肠道寄生虫病属虫积证者等也有一定的效果，是常见的杀虫药物之一，对绦虫、钩虫、蛔虫均有驱杀作用，尤以驱钩虫效果最好。

润肺缓泻

榧子性味甘润平和，既能润肺止咳，又能润肠通便。可治肺火，健脾土，补气化痰、止咳嗽、定咳喘、去瘀生新。可用治肺燥咳嗽、肠燥便秘等。

单用本品炒食即可生效，不过要想药效更佳，可用本品配伍火麻仁同用，以增强润肠效果。火麻仁乃是润肠之药，两者相合后，互相补充，效果大于单用一味。榧子配阿胶：榧子可驱虫，亦可润肺，阿胶是养阴润肺之物。两者相遇后，可使彼此效用增强，共奏润肺之功，用于肺燥咳嗽无痰或痰少而黏者，颇为有效。

榧子配当归：榧子杀虫消积，兼可润肺缓泻；当归血虚能补，血枯能润。两药相配用之后，可使润肠缓泻作用得到增强，是治疗肠燥便秘的有效方之一。

使君子——杀虫消积

使君子有杀虫消积之效。常用于治疗虫积腹痛、小儿疳积及乳食停滞等。一般来讲，凡杀虫药多苦辛，唯使君子味甘气香，甘而杀虫，善驱虫消滞。使君子能"助饮食之运化，而疏导肠中积滞；且富有脂液，所以滑利流通"（《本草正义》），具缓慢的滑利通肠之性，故可用于蛔虫、蛲虫等肠道虫证。使君子温而不燥，甘温微补，可健脾胃、消积滞，用于饮食不节、喂养不当、乳食停滞等。

使君子始载于《南方草木状》，之后的很多医书中也有记载，其中，李时珍在《本草纲目》中就有详细的描述："原出海南、交趾。今闽之邵武，蜀之眉州，皆栽种之，亦易生。其藤如葛，绕树而上。叶青如五加叶。五月开花，一簇一二十葩，红色轻盈如海棠。其实长合成，有棱。先时半黄，老则紫黑。其中仁长如榧仁，色味如栗。久则油黑，不可用。"

【本草档案】

别名：留求子、史君子、五棱子、索子果、冬均子、病柑子。

性味归经：味甘，温，有小毒。归脾、胃经。

适用体质：疳积而非虫证所致者，不宜使用。

用法用量：煎服，每次 10 ~ 15 克，捣碎入煎剂；炒香嚼食，每次 6 ~ 9 克。亦可入丸、散剂。

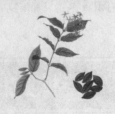

服用禁忌：部分病人服使君子仁可出现过敏性紫癜等过敏反应，因此有过敏史者忌服。服用使君子时忌饮热茶及热食，否则易引起呃逆、腹泻。另外，"脾胃虚寒之子，又不宜多用"（《本草汇言》）。

保健功效

消积健脾

　　使君子归脾胃经，故有一定的消积健脾之功效，且其健脾胃之能甚强，可用于治疗小儿疳积、面黄肌瘦、肚腹膨隆、便溏等症，可与木香、麦芽、黄连等配伍合用，以增强消积作用。若脾胃虚弱，则可与党参、白术、鸡内金等配伍同用，效果甚佳。

驱虫杀虫

　　使君子味甘、温，是常见的杀虫药物之一，有一定的杀虫驱虫之功效，可用于蛔虫病，使用时可单味炒香嚼服，也可研末服，同时也可以与苦楝皮、槟榔等配用，以增强驱虫效力。蛲虫病、阴道滴虫病等亦可使用本品进行治疗，多炒热嚼服，也可以研粉调服，或配槟榔、百部等同用以增加驱虫功效。若是用于治疗蛔厥腹痛、唇口青紫等，则可用使君子与大黄、花椒、雷丸等配伍同用。

【配伍应用】

　　使君子配芦荟：使君子甘温，有杀虫消积、健脾疗疳之功效；芦荟苦寒，既可泻热通便，又能消疳杀虫。二者相须为用，使君子得芦荟之助，增强杀虫之力，能取得较好的泄热消积、驱杀肠虫效果。一般来讲，两药配伍适用于虫积于肠、热壅便秘者。

　　使君子配芒硝：芒硝泻下通便；使君子杀虫。二者相配，有杀虫通便之功，驱杀蛔虫颇为有效。

　　使君子配石榴皮、槟榔：石榴皮酸涩而温，功善安蛔杀虫止痛；槟榔、使君子以杀虫消积功用为其所长，槟榔并能行气止痛。三药配用，有行气消积、杀虫止痛之功效，适用于虫积腹痛等症，效果颇佳。

苦楝皮——清热燥湿，杀虫止痛

　　苦楝皮气味苦寒，既能清热燥湿，又具杀虫止痛之功效，且疗效可靠，能够治疗多种肠道寄生虫病。中医长将苦楝皮用作驱虫药，常用来治疗虫积腹痛、疥癣湿疮等症，皆有很好的疗效。另外，苦楝皮苦寒有毒，能清热燥湿、杀虫止痒，故对湿热蕴结、湿疮疥癣、皮肤瘙痒、阴痒带下等也有一定的治疗效果。

关于苦楝皮的药用价值，中医药典中早就有所记载。苏颂谓："楝实以蜀川者为佳，木高丈余，叶密如槐而长，三四月开花，红紫色，芳香满庭，实如弹丸，生青熟黄，十二月采之，根采无时。"李时珍按罗愿《尔雅翼》云："楝叶可以练物，故谓之楝，其子如小铃，熟则黄色如金铃，象形也。"苦楝果实、根及木皮、花、叶均能入药。

【本草档案】

别名：苦楝、楝树果、楝枣子、苦楝树、森树、翠树、紫花树、川楝皮。

性味归经：味苦，寒；有毒。归脾、胃、肝经。

适用体质：脾胃虚寒者，应慎用。

用法用量：内服：煎服，6～9克，鲜品则增至15～30克。或入丸、散剂。外用时适量，煎水洗或研末调涂于患处即可。以鲜品效果较佳。

服用禁忌：苦楝皮有毒，因此不宜过量和持续服用。同时，严重心脏病、活动性肺结核、胃溃疡、贫血，以及体质虚弱、孕妇、肝肾功能不全患者均应忌用或慎用本品。另外，服治疗剂量偶有轻微头晕、头痛、恶心、呕吐、思睡、腹痛等，可以自行缓解。

保健功效

驱虫杀虫

苦楝皮气味苦寒，有一定的杀虫驱虫之功效，可用于蛔虫病等的治疗。可单味煎服，也可以研末服，或者与黄连、槟榔、芜荑等驱虫消积药配伍合用，以增强疗效。其他如蛲虫病，可配百部、乌梅等煎汤服用，于每晚睡前做保留灌肠。阴道滴虫病则可配蛇床子、苦参等煎汤坐浴，或者用苦楝皮流浸膏制成栓剂纳入阴道中，也可以煎液做阴道冲剂使用。若是蛔虫性肠梗阻，可使用本品煎液保留灌肠。如果是胆道蛔虫症，则可用本品与木香、郁金、青皮等理气药配伍同用。头癣、疥疮、湿疹样皮炎等，则可使用本品与皂角等研末，用猪脂调涂患处，亦可制成苦楝皮煎液洗浴或湿敷，效果亦佳。

【配伍应用】

苦楝皮配白芜荑：苦楝皮驱虫功效较强，其与白芜荑配伍合用，可增强驱虫的效果，对于治疗小儿虫痛不可忍者效果颇佳。

苦楝皮配苦参、蛇床子、皂角：苦楝皮气味苦寒，有一定的驱虫杀虫之功，当其与苦参、蛇床子、皂角配伍合用时，杀虫功效更显，可有效杀蛲虫。

苦楝皮配皂角：二者配伍合用可治疥疮风虫。

苦楝皮配鼠肉、当归、薤白、生地黄：苦楝皮有一定的清热燥湿之功效，当其与鼠肉、当归、薤白、生地黄等配伍时，可令此效增强，能够有效治瘘疮。

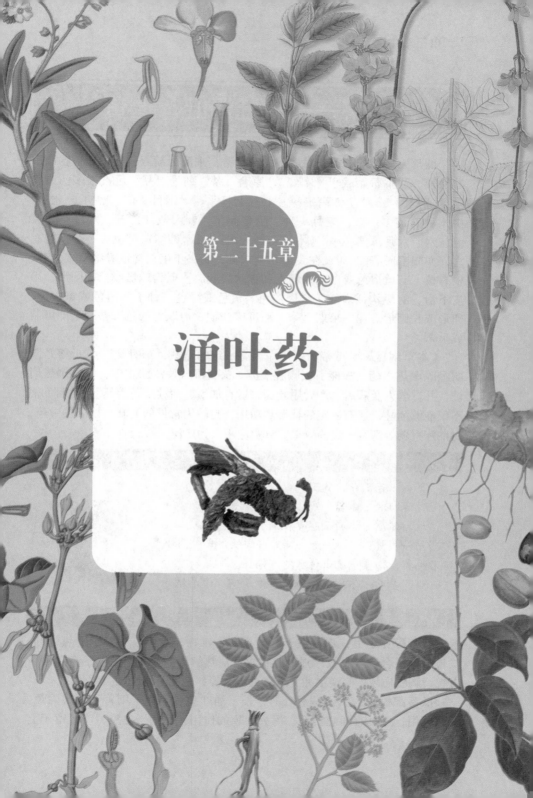

第二十五章

涌吐药

瓜蒂——催吐涌吐，退黄

瓜蒂，又叫苦丁香、甜瓜蒂、香瓜蒂，来源为葫芦科甜瓜属植物甜瓜的果梗。甜瓜蒂始载于《本经》，原名瓜蒂，列为上品。后被很多药典收录，《别录》云："生嵩高平泽。七月七日采。"《纲目》谓："甜瓜，北土、中州种莳甚多。二、三月下种，延蔓而生，叶大数寸，五、六月花开黄色，六、六月瓜熟……"《本草图经》曰："瓜蒂即甜瓜带也……今处处有之，亦园围所莳。"甜瓜在我国非常常见，属一年生匍匐或攀缘草本。茎、枝有棱，有黄褐色或白色的糙毛和疣状突起。一般为球形或长椭圆形，果皮下滑，有纵沟或斑纹，果肉白色、黄色或绿色。种子污白色或黄白色，卵形或长圆形。花、果期夏季。甜瓜盛产期，剪取青绿色瓜蒂阴干即可制成瓜蒂。

《本草纲目》对瓜蒂的药用作用有一定的记载，李时珍说："瓜蒂乃阳明经除湿热之药，故能引去胸脘痰涎，头目湿气，皮肤水气，黄疸湿热诸证，凡胃弱人及病后、产后用吐药，皆宜加慎，何独瓜蒂为然。"说明瓜蒂不仅能够涌吐，还有一定的祛湿热功用，是较为常见的涌吐、祛湿热中药，对治疗胃弱等都有一定的效果，日常应用较为广泛。

【本草档案】

别名：苦丁香、瓜丁。

性味归经：味苦，寒。有毒。归胃经。

适用体质：体弱及有心脏病者忌用。

用法用量：内服 2.5 ～ 5 克，煎汤饮用。外用小量，研末吹鼻，待鼻中流出黄水即可停药。

服用禁忌：体虚、失血及上焦无实邪者忌服。

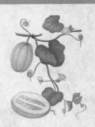

【配伍应用】

瓜蒂配赤小豆：瓜蒂长于涌吐宿食、毒物，赤小豆则善于清热解毒。二者相须伍合，可有效增强涌吐宿食、清热解毒的作用，适用于宿食停滞胃脘、胸脘痞硬、气逆上冲，或误食毒物等，是此类病症的有效药之一。

瓜蒂配栀子：瓜蒂是涌吐药，长于涌吐痰食，栀子则善于泻火除烦。两药配用，可具有涌吐痰食、泻火除烦的作用，适用于瘟疫，痰涎留于上

保健功效

退黄

瓜蒂一定的退黄作用，可用于治疗湿热黄疸，可单用本品或与丁香、赤小豆等同研末后纳鼻中，令鼻中黄水出以除湿退黄。

催吐涌吐

瓜蒂是常用的催吐涌吐药之一，可用于治疗痰涎宿食壅塞上脘、胸膈痞闷、烦懊欲呕等，多用瓜蒂、赤小豆等份为末。如果是癫痫、发狂、喉痹喘急欲死，凡风痰、痰热所致者，则可以单用本品研末服用，以取吐。若是有热者，则常用瓜蒂、赤小豆、生山栀等同煎服用。此外，瓜蒂还可以用于鼻息肉，以瓜蒂研末和羊脂敷息肉上即可，效果颇佳。

焦，胸膈烦闷，欲吐者等，效果颇佳。

瓜蒂配丁香： 瓜蒂有祛湿退黄之功；丁香则具温中降逆之用。二药合伍后，具有行水湿、退黄疸、止呕逆的作用，适用于湿热黄疸、目黄不除、恶心呕吐等，是类似病症的有效药之一。

瓜蒂配川芎： 瓜蒂有涌吐痰食、祛湿退黄之功；川芎则具活血化瘀、祛风止痛之用。两药配伍合用，具有祛风、除湿、止痛的作用，适用于头痛、头目昏眩、鼻塞而烦等。

藜芦——祛痰，催吐，杀虫

藜芦宣壅导滞，善吐风痰，有涌吐风痰、杀虫疗癣之功效，内服时催吐作用较强。可用于中风闭证脉滑实、癫痫痰浊壅塞胸中、误食毒物停于上脘者，以及咽喉肿痛、喉痹不通等，疗效甚佳。另外，藜芦又能杀虫疗癣止痒，故又用于疥癣秃疮、瘙痒难忍。其他如中风癫痫、脑出血、脑梗死、精神分裂症、急性咽炎属于痰浊壅塞者，寻常疣属于湿毒蕴结者等亦可使用藜芦进行治疗。

关于藜芦吐风痰、杀虫毒的功效，很多医书中都有记载。《本草纲目》中说："哕逆用吐药，亦反胃用吐法去痰积之义。吐药不一：常山吐疟痰，瓜丁吐热痰，乌附尖吐湿痰，莱菔子吐气痰，藜芦则吐风痰者也。"

【本草档案】

别名：葱苒、葱葵、山葱、丰芦、蕙葵、公
苒、梨卢、葱菼、葱白藜芦、鹿葱、旱葱、山棕榈、
山白菜、芦莲、药蝇子草、毒药草、七厘丹。

性味归经：味苦辛，寒。归肺、胃、肝经。

适用体质：体弱、失血患者及孕妇忌服。

用法用量：外用适量，研末，油调后涂抹。

内服：0.3～0.9克，入丸散。

服用禁忌：本品毒性强烈，内服时务必慎。

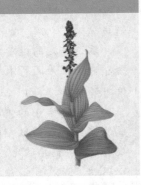

【配伍应用】

藜芦配防风：藜芦长于宣壅导滞，善吐风痰；防风则善于胜湿止痛，可有效祛风止痉。两药配伍合用，可增强涌吐风痰、祛风止痉的作用，适用于中风闭证脉滑实、癫痫痰浊壅塞胸中等。

藜芦配雄黄：藜芦长于宣壅导滞，善吐风痰；雄黄则善于解毒，且有很好的杀虫功效。二者相合而用，可增强涌吐痰涎、解毒的作用，适用于咽喉肿痛、喉痹不通等，是相关病症的有效药。

藜芦配黄连：藜芦长于杀虫疗癣，黄连则善于清热燥湿。两药须伍之

▶ 保健功效 ◀

杀虫疗疮

藜芦除了可以用于涌吐之外，还有一定的杀虫驱虫、疗疮之功效，可用于治疗小儿热毒疮疡、糜烂燥痛、流水不干等，用藜芦、蛇床子、黄柏、赤石脂等研匀，之后油调涂即可。若是治疗顽癣，则用本品与轻粉为末，之后水调搭。治疗秃疮，可用本品单味研末，之后猪油调搭。其他如风疹瘙痒成疮者，可用本品与川芎、白芷、雷丸、滑石粉、绿豆粉等研细扑粉。

涌吐风痰

藜芦有很好的涌吐风痰作用，可用于中风、癫痫、喉痹等风痰涌盛者，可配瓜蒂、防风研末服用，使涌吐痰涎。如是湿热黄疸者，则可用藜芦炮捣研为末服，令水吐，效果颇佳。若是久疟不愈、欲吐不吐、不能饮食，则可用本品单味研末，温浆水调服令吐。

后，可增强杀虫疗癣止痒作用，适用于疥癣秃疮、瘙痒难忍等，效果颇佳。

藜芦配苦参：藜芦长于杀虫疗癣；苦参则善于燥湿止痒。二药相配，可增强杀虫、疗癣、止痒作用，适用于疥癣秃疮、瘙痒难忍等。

常山——辛开苦泄，宣可去壅，善开痰结

常山是一种常见的中药，入药部分为常山的干燥根。根据中医典籍记载，常山辛开苦泄，宣可去壅，善开痰结，能上行引吐胸中痰饮，主要用其来治疗胸中痰饮等症。

另外，常山还有清热、开痰、截疟之功，为治疟的要药，常用于各种疟疾，尤其治疗间日疟和三日疟效果明显。

目前，野生与栽培常山均有。一般于秋季采挖，除去须根、洗净、晒干、切片，生用或炒用即可成药。

关于常山入药的记载很多，《本草图经》中就曾写道："常山，今京西、淮、浙、湖南州郡亦有之。海州出者，叶似楸叶，八尺，有花红白色，子碧色，似山楝子而小。五月采叶，八月采根，阴干。此二味为治疟之最要。"陶弘景也对常山进行过描述："常山，出宜都、建平，细实黄者，呼为鸡骨常山，用最胜。"

【本草档案】

别名：互草、恒山、风骨木、白常山、摆子药、七叶、土常山、大金刀、大常山、树盘根、一枝蓝、鸡骨风、鸡骨常山、翻胃木、黄常山。

性味归经：味苦、辛，寒，有毒。归肺、肝、心经。

适用体质：体虚者慎用；孕妇忌用。

用法用量：煎服，4.5～9克，入丸、散剂酌减。生用涌吐，炒用截疟，治疟宜在发作前半天或2小时服用。

服用禁忌：因能催吐，用量不宜过大。

【配伍应用】

常山配甘草：常山长于涌吐痰涎，甘草则善于止咳化痰。两者配伍应用，具有涌吐痰涎、止咳化痰的作用，本方适用于痰饮停聚、胸膈壅塞、

保健功效

祛痰

常山归肺经，能祛痰，且功效甚为可观，可用于胸中痰饮、欲吐不吐、胸膈痞满、头疼等，可单用本品煎服，也可用本品配甘草水煎和蜜温服，以引吐痰涎。如果是癫狂、痫证，或哭笑无常，或抽搐惊痫、痰涎壅盛者，均可使用本品与防风、胆南星、僵蚕等祛风涤痰药配用，以增强药物效果。

截疟

常山有截疟之功用，可用于疟疾等。其清热截疟之功甚伟，如恶寒颤抖，发热轻而时间短，可用常山与肉桂、茯神、甘草等配用，效果甚佳。如热多寒少、大汗出、口干渴者，则可用本品与柴胡、黄芩、草果、知母、贝母、石膏等清热和解之药配用。如果是寒多热少、胸脘痞闷、恶心欲吐等，则可用本品与草果、厚朴、陈皮等燥湿祛痰药配伍合用，可增强药效。

其他

常山还可用于休息痢，亦有杀虫之效。对湿热不清、时发时止等，可与黄连、木香配用，对兼脾气虚弱者，可加配党参、白术等。

不欲饮食、欲吐而不能吐者。

常山配鳖甲：常山长于清热、开痰、截疟，鳖甲则善于滋阴潜阳、软坚散结。两者配伍应用，可增强清热开痰、滋阴潜阳、软坚散结、截疟的作用，适用于疟久不愈而成疟母。

常山配青蒿：常山性寒，长于清热、开痰、截疟；青蒿则善于清虚热、除骨蒸、解暑、截疟等。两者相配，可增强截疟和解除疟疾寒热的作用，适用于各种疟疾。

常山配黄芪：常山性寒，有清热、开痰、截疟之功用；黄芪有补气、升阳、固表之用途。二药伍用，可增强清热开痰、补气升阳、截疟固表的作用，适用于虚人久疟不止。

胆矾——涌吐痰涎，解毒收湿，祛腐蚀疮

胆矾有涌吐痰涎、解毒收湿、祛腐蚀疮等作用，主要用于治疗喉痹癫痫、误食毒物、风眼赤烂、口疮牙疳、肿毒不溃、胬肉疼痛等。用胆矾治病的方法很早就有了，我国的各种医书上也有很多的记载，《本草纲目》中就曾写道："石胆，其性收敛上行，能涌风热痰涎，发散风木相火，又能杀虫，故治咽喉口齿疮毒有奇功也。"这里说的石胆，指的就是胆矾。胆矾有一定的毒性，不能随意使用。

【本草档案】

别名：石胆、毕石、君石、黑石、铜勒、基石、立制石、石液、制石浓、鸭嘴胆矾、翠胆矾、蓝矾。

性味归经：味酸、涩、辛，寒，有毒。归肝、胆经。

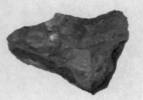

用法用量：内服：温水化服，0.3～0.6克。

外用：适量，研末撒或调敷，或以水溶化后外洗。

服用禁忌：体虚者忌服。

保健功效

涌吐

胆矾味酸涩，归胆经，有一定的涌吐功用，可用于风痰壅盛的急喉痹、缠喉风，以及癫痫、中风流涎等症。治疗此类病症之时，可用本品与僵蚕研末吹喉，也可单用本品为末用温醋汤调下，使吐出痰涎。如果是用于痈疽初起未溃等，可使用本品与血竭、朱砂、京墨等制成锭剂磨涂，效果甚佳。若是治误食毒物，停留在胃，尚未吸收者，则可单用本品以温开水化服，使催吐排出毒物，从而解毒疗疮，效果佳。

治疗风眼赤烂、口疮、牙疳

均可取本品泡汤洗或含漱。治牙疳、口疮，可常配儿茶、胡黄连等研末敷。疮痈溃后形成窦道或溃后腐肉不去，则可用本品与轻粉、白丁香、冰片、莛苈等打糊为锭用。

【配伍应用】

胆矾配白僵蚕：胆矾归胆经，长于涌吐痰涎，解毒收湿，同时又可祛腐蚀疮；白僵蚕则善于息风止痉，其祛风止痛、化痰散结功用甚强。二者相须，可有效增强涌吐痰涎、化痰散结的作用，适用于风热痰涎壅盛、喉痹肿痛等，是此类病症的常用药方之一，效果甚佳。